W0035058

Der apallische Patient

Aktivierende Pflege und therapeutische Hilfe
im Langzeitbereich

Von
Christa Schwörer

3. Auflage

Mit 38 Abbildungen und 1 Tabelle

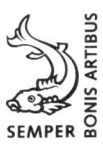

SEMPER BONIS ARTIBUS

Gustav Fischer
Stuttgart · Jena · New York · 1995

Anschrift der Autorin:

Christa Schwörer
Im Albersbach 36
77654 Offenburg-Fessenbach

Die deutsche Bibliothek – CIP-Einheitsaufnahme

Schwörer, Christa:
Der apallische Patient : aktivierende Pflege und therapeutische
Hilfe im Langzeitbereich ; mit 1 Tabelle / von Christa Schwörer. –
3. Aufl. – Stuttgart ; Jena ; New York : G. Fischer, 1995
    ISBN 3-437-00853-6

© Gustav Fischer Verlag · Stuttgart · Jena · New York · 1995
Wollgrasweg 49 · D-70599 Stuttgart (Hohenheim)
Das Werk einschließlich aller seiner Teile ist urheberrechtlich geschützt. Jede Verwertung
außerhalb der engen Grenzen des Urheberrechtsgesetzes ist ohne Zustimmung des Verlages
unzulässig und strafbar. Das gilt insbesondere für Vervielfältigungen, Übersetzungen, Mikro-
verfilmungen und die Einspeicherung und Verarbeitung in elektronischen Systemen.
Satz: Filmsatz Jovanović, Neuhaus/Inn
Druck: Gulde-Druck GmbH, Tübingen
Printed in Germany

Inhalt

1. Vorwort zur 3. Auflage

Nachdem dieses Buch in 2 Auflagen erscheinen konnte, freue ich mich, nun auch das Vorwort zur 3. Auflage schreiben zu dürfen.

Zu Beginn möchte ich allen Lesern für ihr Interesse, die zahlreichen positiven Zuschriften und Anregungen danken. Der Verlag ermöglichte einen Ringeinband. Damit können wir den Lesern entgegenkommen, die einzelne Übungsanleitungen oder Lagerungsformen direkt umsetzen möchten.

Die Behandlung von Patienten in oder nach einem apallischen Syndrom hat in den letzten Jahren Fortschritte zu verzeichnen, die in ihrer Gesamtheit eine bessere Rehabilitation ermöglichen. Es gilt hier, weiter nach Wegen zu suchen, die eine gezielte Frührehabilitation im Akutbereich bahnen. Auch in der Öffentlichkeit und bei den verschiedenen Kostenträgern ist das Bewußtsein für die Situation des schwerst Schädelhirnverletzten gewachsen. Diese Entwicklung hat jedoch zwangsläufig ihre Rückwirkung auf den Nachsorgebereich.

Erfreulicherweise entstanden inzwischen hier und da spezielle Einrichtungen, die den Rehabilitationsgedanken aufgreifen und eine begonnene Remission in ihren einzelnen Phasen fördern oder stützen. In anderen Fällen erklärt sich die Familie bereit, ihren Angehörigen bei sich aufzunehmen und die mühsamen Schritte in Pflege und Rehabilitation fortzusetzen. Besonders sie benötigt eine fachkundige, personalintensive Begleitung – bedeutet eine solche Betreuung doch eine Pflege «rund um die Uhr».

Viel zu oft aber finden Patienten in oder nach einem apallischen Syndrom Aufnahme in Langzeiteinrichtungen.

Hier möchte ich mit meinen Überlegungen, die mich in meiner täglichen, therapeutischen Arbeit immer wieder nachdenklich stimmen und sich auf einen jahrelangen Umgang mit apallischen Patienten stützen, ansetzen. Dabei fällt zunächst auf, daß mit der Verlegung dieser Patienten in Pflegehäuser die Grundproblematik, d. h. auch die intensive Pflegeaktivität, erhalten bleibt, der Pflege-/Therapieschlüssel jedoch in keinem Verhältnis mehr dazu steht.

Kostenaufwendige Pflegemittel und technische Hilfen belasten zusätzlich den ebenfalls in engen Grenzen gehaltenen Pflegesatz. Trotzdem muß es den in den Pflegeheimen verantwortlich eingesetzten Mitarbeitern immer wieder gelingen, die Motivation aller zu einem engagierten, kooperativen Einsatz gerade bei diesen oft hoffnungslos beschriebenen Patienten neu zu entfachen und über therapeutische Möglichkeiten zu informieren. Eine gute Teamarbeit, aber insbesondere ein fundiertes Fachwissen durch Fortbildungen oder zusätzliche Ausbildungsinhalte an den Altenpflegeschulen, sowie in den Ausbildungsstätten für Ergotherapie, Krankengymnastik und Logopädie mögen hier erste Ansätze bieten. Mit diesen Voraussetzungen

und der Suche nach neuen Wegen möchte ich durch dieses Buch einen Beitrag leisten.
Der erste Teil vermittelt einen Überblick über Therapie und Pflege apallischer Patienten unmittelbar nach der Intensivphase und Integration in den Langzeitpflegebereich. Gleichzeitig zeigt er die enge Verquickung zwischen Pflege und Therapie im Gesamtkonzept auf und gibt eine kurze Darstellung zum Krankheitssyndrom. Im zweiten Teil wollen Ihnen praktische Hilfen, technische Vorschläge und Falldarstellungen Anregung bei Ihrem Bemühen um dieses Patientenklientel sein.
Teilweise mag es den Anschein erwecken, als würden hier die Grenzen zwischen der Pflege und einer notwendigen qualifizierten Therapie verschwimmen. Erfahrungsgemäß kommt es aber besonders bei einer Tätigkeit im Langzeitbereich zu Überschneidungen in der Weise, daß der Ergotherapeut, die Krankengymnastin, die Logopädin aus ihrer besonderen Situation heraus Aufgabengebiete delegieren muß; erfordert doch der Umgang mit dem apallischen Patienten – besonders in der frühen Remissionsphase, die in diesem Buch vorrangig angesprochen und abgehandelt wird – eine ganzheitliche, aktivierende Pflege (beispielsweise Lagerungen, Eßtraining usw.).
Meine Fachkollegen bitte ich um Verständnis, wenn ich meine Arbeit so angelegt habe, daß sie in erster Linie dem Mitarbeiter in der Pflege sowie den Angehörigen dieser Patienten zugänglich gemacht werden kann, dem dann ein Fachtherapeut anleitend und beratend zur Seite stehen sollte. Diese Arbeit kann auch bei der Komplexität der Thematik gewiß keinen Anspruch auf Vollständigkeit erheben, da sie ansonsten ihr Ziel, als «Leitfaden» zu fungieren, sprengen würde.
Von einer vollständigen Überarbeitung der 3. Auflage sah ich ab, um die weitere Entwicklung im Akut- und Nachsorgebereich noch beobachten und erfahren zu können.
Ergänzende Information zu dem jeweiligen Themenkomplex läßt sich aus dem Anhang ersehen. Den Blick für die Vielschichtigkeit der pflegerischen und therapeutischen Aufgaben im Umgang mit dem apallischen Patienten zu schärfen, darüber hinaus gezielte Behandlungsansätze zu finden oder gar Hoffnung, Motivation und Phantasie neu zu wecken, ist das Anliegen dieses Buches. Ich wünsche mir, daß es in dieser Weise weiterhin zu wirken vermag.

Fotografien

Roland Lackner, Friesenheim-Schuttern: Abb. 1, 19, 22, 26, 28
Firma Foto-Hund, Offenburg alle übrigen Aufnahmen
Michael Kloss, Kippenheim II: Abb. 18a + b

Die Abfassung dieses Buchtextes bedeutet eine Zusammenfassung von Erkenntnissen sowohl aus eigener Erfahrung als auch aus einschlägiger Fachliteratur (s. Quellenangabe). Sie vermittelte mir in meiner praktischen Tätigkeit das entsprechende Basiswissen und war mir bei der Gesamtkonzeption dieses Buches dienlich.
Gewiß können die Quellenangaben sowie die Literaturhinweise dem interessierten Leser Anregung sein und ihm einen Einblick in Teilaspekte der beschriebenen Thematik geben.

September 1995   Christa Schwörer

2. Einleitung

2.1 Zur Krankheitssituation

Die Pflege und Therapie des Patienten in oder nach einem apallischem Syndrom erfordert die Bewältigung verschiedenster Probleme. Deshalb gewinnt bei der Behandlung und Pflege eine Zusammenarbeit aller fachkompetenten Therapeuten, des Pflegeteams, aber auch der Angehörigen des Patienten entscheidende Bedeutung.
Nur so hat er die Chance, die ihm verbliebenen Fähigkeiten — mögen sie auch noch so gering erscheinen — zu entfalten. Jahrelanger Umgang mit diesen Patienten konnte uns diese Einsicht bestätigen.
Erfahrungsgemäß stellen sich oft noch Jahre nach einem apallischen Syndrom mit stagnierendem Verlauf immer wieder Voraussetzungen ein, die neue therapeutische Ansätze ermöglichen. Damit möchte ich daran erinnern, daß diese Restitutionsphasen sowohl fluktuierend als auch stagnierend oder in mehr oder weniger großen Intervallen verlaufen können.
Daraus ergeben sich Zeiten, in welchen die Therapie sogar kurzfristig unterbrochen werden muß. Hier übernimmt jetzt das Pflegeteam verstärkt die Verantwortung, indem es versucht, neben einem intensiven Pflegeeinsatz erworbene Fähigkeiten und Fertigkeiten des Patienten zu erhalten und darüber hinaus auch die Phasen zu registrieren, in denen ein erneuter therapeutischer Einsatz dem Leistungsniveau des Patienten entgegenkommt.

3. Grundsätzliche Überlegungen

3.1 Zum Krankheitsbild

Um den Patienten in seiner komplexen Krankheitssymptomatik verstehen und sowohl pflegerisch als auch therapeutisch gezielte Ansätze finden zu können, werden nachfolgend wichtige Details zu diesem Krankheitsbild in einem groben Überblick dargestellt.

Befindet sich der Patient bei seiner Aufnahme in eine Langzeiteinrichtung noch in einem apallischen Syndrom, so kommt es im Umgang mit diesem Patienten häufig zu Mißverständnissen: «Abgesehen von einer guten Grundpflege ist doch wohl einem solchen Menschen nicht mehr zu helfen», oder: «da ist nicht viel mehr zu erreichen», und ähnliches. Diese Äußerungen mögen vor dem Hintergrund der allgemeinen Verunsicherung diesem Patientenklientel gegenüber, aber auch wohl besonders der vielfach unzulänglichen äußeren Gegebenheiten verständlich sein, entsprechen jedoch nicht dem tatsächlichen Umstand.

Zwar fordert die Mobilisation, Reintegration oder Rehabilitation solcher Patienten einen ‹langen Atem›, gut geschultes Personal/Fachpersonal, ärztliche/fachärztliche Betreuung – und zwar über Jahre hinaus; danach aber in vielen Fällen mit dem Ergebnis einer Integration in die Heimgemeinschaft, bei guter Selbständigkeit sowie ausreichender sozialer und kommunikativer Ausdrucksfähigkeit im Selbsthilfebereich. Oft gelingt noch eine Rehabilitation, z. B. in Werkstätten für Behinderte.

Die Verlegung in eine Pflegeeinrichtung darf für diese Patienten deshalb nicht zu einem ‹Abstellgleis› werden, sondern sollte ihnen weiterhin helfen, Phasen der Rückbildung in guter ärztlicher sowie pflegerisch/therapeutischer Begleitung optimal zu nutzen.

Der Begriff «apallisches Syndrom» sowie die klinische Beschreibung dieses Symptomenkomplexes kann erstmalig 1940 von Kretschmer dargestellt und in die deutschsprachige Literatur eingeführt werden. In seinem Werk «Das apallische Syndrom» (1967) übernimmt F. Gerstenbrand gleich zu Beginn in Zitaten die von Kretschmer sehr anschaulichen Schilderungen zu dieser besonderen Form der Bewußtseinsstörung.

Deshalb möchte ich einleitend, zum besseren Verständnis der Gesamtproblematik, das Krankheitsbild vorstellen und in diesem Zusammenhang auf die Ausführungen der oben genannten Autoren zurückgreifen. Dabei will Kretschmer unter dem Begriff «apallisches Syndrom» nur jene schweren Zerebralschäden verstanden wissen, die im engeren Sinne einer Dezerebration (Abkoppelung des Hirnstammes vom gesamten Hirnmantel: apallisch = entmantelt, ohne Pallium) entsprechen.

Das klinische Erscheinungsbild schildert Kretschmer wie folgt: (aus Gerstenbrand «Das apallische Syndrom», Seite 2–6)
«Der Patient liegt wach da mit offenen Augen. Der Blick starrt geradeaus und gleitet ohne Fixationspunkte verständnislos hin und her. Auch der Versuch, die Aufmerksamkeit hinzulenken, gelingt nicht oder höchstens spurweise. Ansprechen, Anfassen erweckt keinen sinnvollen Widerhall; die reflektorischen Flucht- und Abwehrbewegungen können fehlen, ebenso manchmal auch das reflektorische Rückgehen in die Grundstellung, mit dem der Gesunde zufällige, nicht mehr gebrauchte, besonders auch zweckmäßige und unbequeme Körperstellungen automatisch zu beenden pflegt. Infolgedessen können diese Kranken in aktiv oder passiv gewordenen Zufallsstellungen verharren bleiben. Dieses Verhalten kann entweder auf der Unfähigkeit zu sinnvoller Reizerwiderung oder auf einer primären Antriebsstörung beruhen. Im Gegensatz dazu kann das elementare Irradieren (Ausstrahlen) unverarbeiteter und ungebremster Außenreize außergewöhnlich gesteigert sein, so daß sensible Reize mit Zuckungen beantwortet werden». Zur psychischen Reaktion sagt Kretschmer: «Trotz Wachsein ist der Patient unfähig zu sprechen, zu erkennen, sinnvolle Handlungsformen erlernter Art durchzuführen. Dagegen bleiben bestimmte vegetative Elementarfunktionen, wie etwa das Schlucken, erhalten. Daneben treten die bekannten frühen Tiefenreflexe (motorische Primitiv-Reaktionen) hervor».
In ihren weiteren Darstellungen weisen die oben genannten Autoren darauf hin, daß im Gegensatz zum Koma hier keine Bewußtseins*trübung* vorliegt. Auch die Wach-, Schlafsteuerung bleibt erhalten. Allerdings entspricht sie nicht unserem tageszeitlichen Ablauf, sondern ist abhängig von Belastungsmomenten. Ebenso fällt auf, daß die Wachphasen sehr viel kürzer in Erscheinung treten als die Schlafphasen. Diese Form der Bewußtseinsstörung wird nun im Gegensatz zum «Koma» als «Coma vigile» bezeichnet.
Im Hinblick auf die Funktionsfähigkeit der Großhirnleistung, die bei einer Demenz eine quantitative Herabsetzung bedeutet, besteht beim ‹apallischen Syndrom› lediglich eine *Blockierung* der Großhirnleistung, abzuleiten aus schweren Schädelhirntraumen, akuten Prozessen, schubweisen Veränderungen in chronischen Verläufen.
Gleichzeitig wird auf die vielfältigen Begleitsymptome hingewiesen wie: Störungen im Verhalten von Muskeltonus und Muskelkraft im Sinne extrapyramidaler Hyperkinesen, Spastizität, Rigidität, Ataxie; ebenso wie Beeinträchtigungen der Alltags- bzw. Gebrauchsbewegungen (Apraxie) sowie diverser Sprachstörungen (Aphasie) und nicht zuletzt massiver vegetativer Probleme.
Zusammenfassend läßt sich die Entstehung des ‹apallischen Syndroms› nach Kretschmer und F. Gerstenbrand prinzipiell auf zwei verschiedene Arten festlegen:

«Durch den progredienten Abbau des Großhirns; dabei können Rinden- und Marksubstanz sowohl getrennt als auch gleichzeitig betroffen sein. Hier stellt das apallische Syndrom einen Endzustand dar».

«Durch einen akuten Prozeß, der zum Ausfall der gesamten Großhirnfunktionen führt, z. B. diffuse Schädigungen des Großhirns oder durch Unterbrechung seiner Verbindungssysteme (-bahnen) zum Hirnstamm und zwar zu den unterschiedlichsten Funktionsebenen».

Das apallische Syndrom kann sehr oft als Durchgangssyndrom imponieren, zügig bis zögernd die Remissionsstadien durchlaufen, auf einzelnen Remissionsstufen stehen bleiben und schließlich in den Endzustand übergehen. Erfahrungen aber beweisen, daß auch nach einem schweren apallischen Syndrom Möglichkeiten der Rückbildung (Remission) bestehen, und deshalb zu intensiven rehabilitativen Maßnahmen ermutigen, selbst wenn diese sich über Jahre hinaus erstrecken sollten.

Beschreibung der einzelnen Remissionsverläufe

Das Wissen um mögliche Remissionsverläufe wird hier zu einer wichtigen Voraussetzung für mögliche Therapieschritte.
In seinem Buch «Das traumatische, apallische Syndrom» unterscheidet F. Gerstenbrand folgende Verlaufsformen:

1. Bestehenbleiben der apallischen Stufe → als Coma vigile
2. Bestehenbleiben einer Remissionsphase
3. Durchlaufen aller Remissionsphasen bis zum Defektstadium
4. Das apallische Durchgangssyndrom, zeitlich begrenzt und *ohne* Restsymptomatik abklingend.

Erläuterungen zu den Punkten 1 bis 4

Zu 1. Der Patient, der im apallischen Syndrom verharren bleibt, wird stark pflegeabhängig sein. Zu diesem Zeitpunkt sind vegetative Funktionen noch nicht stabilisiert, so daß ein Zurückfallen, z. B. in das Koma, jederzeit möglich ist.
Diese vegetative Labilität kann auch noch im Übergang – besonders zum Zeitpunkt der ersten Remissionsphasen – in Erscheinung treten. Ein typisches Syndrom stellt die Resistenzverminderung dar, die sich in einer mangelnden Infektabwehr mit immer wieder aufflackernden Infekten in der Lunge, den großen Atemwegen, dem Urogenitaltrakt äußert. Trotz reichlicher Kalorienzufuhr können schwere Kachexien aufgrund des erhöhten Stoffwechselumsatzes dieser Patienten zusammen mit vielen Symptomen wie: endogenen Intoxikationen, Blutungen in den Magen-Darmtrakt, Infektionsherde, die sich aus schweren Dekubitalgeschwüren ableiten, letztlich zu einem irreversiblen Kreislaufversagen führen.

Zu 2. Setzt mit Abklingen der apallischen Stufe Bewußtseinstätigkeit ein, und werden im weiteren Verlauf Bewußtseinsinhalte gekoppelt mit zunächst reflektorischen, später zunehmend mit willkürlichen, motorischen Aktivitäten, stabilisiert sich der vegetative Funktionskreis.
Der Patient wird belastungsfähiger, auch der Wach-Schlaf-Rhythmus beginnt sich zu regulieren. Zu Beginn der Restitution fällt auf, daß im Schlaf-Wach-Verhalten eigenwillige Rhythmen vorherrschen.
So kann der Patient tagsüber viele Stunden tief schlafen — besonders auch nach Belastungssituationen wie z. B. Pflegebehandlung, Krankengymnastik, Ergotherapie, Logopädie, Besuchen und anderes mehr — nachts liegt er dann lange wach in seinem Bett.
Mit Wiedereinsetzen der Wahrnehmung und sensorischer Funktionen stellen sich bald auch emotionale Reaktionen ein, die nicht selten den Behandlungsverlauf zu beherrschen beginnen. Angenehme Reize üben meist einen beruhigenden Einfluß aus, während Geräusche, eine laute, polternde Arbeitsweise mit entsprechenden taktilen Reizen den Patienten verunsichern können. Dies äußert er durch motorische Unruhe, Angstreaktionen, Schreien, Abwehrhaltung.
Neben den Ausfällen der Großhirnrinde zeigen sich im motorischen Bereich zunächst noch fehlgesteuerte, automatische Funktionen — Stammhirnfunktionen — entsprechend dem motorischen Verhalten eines Neugeborenen/Säuglings. (Motorische Primitivreaktionen!)

Dazu gehören

- Haltungs-, Stell-, Lagereflexe
- Massenbewegungen
- Hyper-, Hypotonien
- Primitivschablonen — für dieses Krankheitsbild besonders typisch!

Die Primitivschablonen sind optisch und taktil auslösbar und äußern sich in

- Beißreflex, bei Stimulation
- Kaumechanismen
- Saug-, Leck-, Schmatzbewegungen   orale Schablonen
- Zähneknirschen
- Greifreflex — Nachgreifen

Der Greifreflex verstärkt die oralen Schablonen.

Zu 3. In einigen Fällen werden diese Remissionsstufen recht schnell durchlaufen (in ca. 12—14 Monaten).
Der Patient erholt sich ohne wesentliche therapeutische Hilfe, erreicht dann aber durch therapeutische Unterstützung eine optimale Besserung.
Allerdings verläuft auch diese Heilung in der Regel nicht ohne bleibende Defekte.

Zu 4. Dieses Patientenklientel wird wohl selten in einer Langzeitpflegeein-
richtung anzutreffen sein, da hier gute, rasche Möglichkeiten der Rehabilitation bestehen, die sich in diesem Fall unmittelbar an eine Intensivphase
anschließen wird.

Aktive Handlungsansätze mit Überleitung zu den einzelnen Remissionsphasen mit Einbeziehung des Schömberger-Konzepts *(s.a. Tabelle S.10 u. 11)*

1. Koma

2. Coma vigile – apallische Phase

- Beeinträchtigung der Bewußtseinstätigkeit und -inhalte
- Gestörter Schlaf-Wach-Rhythmus
- Vegetative Funktionsstörungen (geringe Belastbarkeit)
- Motorische Funktionsausfälle, auch Rigidität
- Primitiv- und orale Schablonen
- Beeinträchtigung der Blasenfunktion (Katheter?)
- Störungen des Schluckreflexes, auch bei noch eingeschränkter Wahr-
  nehmung (Sonderernährung)
- Erhöhte Infektgefahr
- Epileptische Anfälle

3. Primitiv-psychomotorische Phase

- Optisches Fixieren gelingt über längere Zeit (Patient beginnt den Kopf
  zu drehen)
- Akustische, taktile Reize werden wahrgenommen: Reaktionen über-
  wiegend noch über den vegetativen Bereich: Schwitzen, Schreien,
  Gesichtsrötung, auch Abwehrbewegungen
- Rigider Haltungstonus wird lockerer
- Schlaf-/Wachphasen beginnen sich zu regulieren
- Eßtraining möglich

Folgende Leistungen gelingen noch nicht

- Optisches Verfolgen von Gegenständen + Personen
- Greifen
- Situationsverständnis/Wahrnehmung
- Kontrollierte, dosierte Bewegungsabläufe

4. Phase des Nachgreifens

- Optisches Verfolgen von Personen, Gegenständen innerhalb des Gesichtsfeldes

- Erste mimische Reaktionen: lächeln, schmollen...
- Akustisches Verfolgen von Geräuschen, Tönen...
- Greifen: der Patient greift nach allem, steckt es in den Mund, beißt darauf herum oder saugt daran, die Dinge werden zunächst wieder ausgespuckt
- Zunehmendes Situationsverständnis gegen Ende der Phase

Folgende Leistungen gelingen noch nicht

- Reaktion auf verbale Aufforderung
- Loslassen eines Gegenstandes, ebenso das Festhalten – mangelnde Kraftdosierung
- Optisches Verfolgen außerhalb des Gesichtsfeldes
- Sprachverständnis
- Situationsverständnis im Ansatz vorhanden!

5. Klüver-Bucy-Phase

- Bedingtes Situations- und Sprachverständnis
- Erste sinnvolle Handlungen: ‹Handgeben›, auf Aufforderung
  - Spielansätze: ‹Geben Sie mir...›, ‹Zeigen Sie mir...›
  - Mithelfen beim Eßtraining: der Löffel wird jetzt gehalten und zum Mund geführt – Mit Handführung! Eßsucht!
  - Trinken: Becher wird mit Handführung gehalten, zum Mund geführt, die Flüssigkeit aufgenommen, aber noch sehr lange im Mund behalten
  - Aktive Mithilfe bei den täglichen Pflegeverrichtungen – jedoch noch mit viel Begleitung und Hilfestellung!
- Zuordnungsaufgaben, auch Festhalten und Loslassen sind vom Patienten auszuführen
- Sprachverständnis:
  anfangs: ‹Ja› – ‹Nein›, Kommunikation mit Hilfe einer Signal-/Code-Sprache
- Erste Gedächtnisleistungen, Erkennen:
  findet z. B. **vor ihm** in einer Erbsenkiste versteckte Teile heraus; beginnt Personen zu unterscheiden, wiederzuerkennen, unterscheidet zwischen Eß- und Nichteßbarem
- Wiedereinsetzen der Willkürmotorik – oft zu diesem Zeitpunkt Abbau der Rigidität

Folgende Leistungen gelingen noch nicht

- Orientierung zu Zeit, Ort, Person
- mangelndes Schamgefühl bei einer **gehobenen** Stimmungslage
- Realitätsbewußtsein, Kritikfähigkeit
- Einschätzen eigener Fähigkeiten und Möglichkeiten und damit Nichtabschätzenkönnen von Gefahren
- Leistungsverweigerung bis hin zu Aggressionen
- Inkontinenz

6. Korsakow-Phase (oft auch als Durchgangssyndrom bezeichnet!)

- Sinnvolles Handeln setzt ein
- Sprache baut sich auf – häufig mit Unterstützung einer logopädischen Behandlung, weil Sprechweise dysarthrisch, bzw. Aphasie. Patienten bevorzugen (gerne) eine Sprache im Telegrammstil: ‹Komm her!›, ‹Keine Lust!›…
- Orientierung zu Person, Ort, Zeit zunehmend klarer: manche Patienten drängen in diesem Stadium nach Hause, fangen an zu weinen, zeigen Heimweh
- Bewußtmachen der eigenen Situation führt zu Stimmungsschwankungen bis hin zu Aggressionen; in dieser Phase besteht **Suizidgefahr!**

Folgende Leistungen gelingen noch nicht

- Einschätzen der eigenen Situation und damit einer Zukunftsperspektive
- Schwächen, Ausfälle im Kurz- und Mittelgedächtnis
- Häufig zunehmende Diskrepanz zwischen der geistigen und motorischen Leistungsfähigkeit, letztere beeinträchtigt durch erhebliche Beuge- und Streckspasmen

7. Integrationsstadium

Mit Abschluß des Remissionsverlaufes zeigt sich der Patient in der Regel rehabilitationsfähig

- Die Orienterungsfähigkeit ist in allen Bereichen vorhanden
- Im Selbsthilfebereich wird er im Rahmen seiner motorischen Fähigkeiten zunehmend unabhängiger
- Zu diesem Zeitpunkt ist der Patient kontinent, evtl. mit Hilfe eines Blasen-Klopf-Trainings oder Toilettentrainings
- Seine Einstellung zu sich und seiner Behinderung ist wieder positiver, er beginnt über eigene Fähigkeiten/Möglichkeiten nachzudenken, äußert Berufswünsche und arbeitet insgesamt aktiver mit

Hinderlich für den Patienten bleiben meistens neuropsychologische- u. Sinnes-Störungen wie

- Konzentrationsschwächen
- Antriebsmangel – in einzelnen Fällen!
- Ablenkbarkeit
- Reizbarkeit
- Gedächtnis-/Merkfähigkeitsstörungen
- Flexibilität (eingeschränkt)
- Phantasie (eingeschränkt)
- Distanz- und Kritikschwächen
- Nicht selten auch Blindheit oder hochgradige Sehstörungen

In dem jahrelangen Umgang mit apallischen Patienten konnten wir immer wieder erfahren, daß sich die einzelnen Remissionsphasen nicht klar voneinander abgrenzen lassen, sondern fließende Übergänge aufzeigen. Besonders, wenn einzelne Symptome vorherrschen, werden Momente der Rückbildung in anderen Bereichen schnell übersehen.
Das Gleiche gilt auch für das Stehenbleiben auf einer Remissionsstufe.

Zerebrale Bewegungsstörungen des apallischen Patienten

Wie schon erwähnt, imponieren bei Läsionen der Hirnnervenkerne sowie pyramidaler- und extrapyramidaler Bahnen in diesen Krankheitsverläufen besonders die spastischen Bewegungsmuster in ihren unterschiedlichsten Ausprägungen. Sie beeinträchtigen die therapeutisch/pflegerische Arbeit derart, daß hier auch darauf eingegangen werden sollte.
Besonders in der sehr frühen Remissionsphase zeigt der apallische Patient noch überwiegend primitiv-reflektorische Bewegungsmuster, die über das Stammhirn, die extrapyramidalen Bahnen, die Formatio reticularis und das Reflexsystem noch unter Ausschaltung der Bewußtseinsebene (autonom) ablaufen und sich streckenweise mit dem Bewegungsverhalten von Neugeborenen/Säuglingen vergleichen lassen.
Die therapeutischen Schritte werden sich daran orientieren, d.h., stufenweise die motorische Entwicklung neu zu bahnen und die für den Erwachsenen pathologischen Reflexe zu hemmen versuchen.
Es erscheint mir deshalb sinnvoll, die zerebrale Bewegungsstörung (Zerebralparese) an der normalen motorischen Entwicklung des Kindes orientiert, aufzuzeigen. Schon bei der Geburt sind bereits alle zum Zentralnervensystem gehörenden Abschnitte angelegt.

Sie gliedern sich grob vereinfacht in

1. Stammhirn – mit den extrapyramidalen Bahnen, der Formatio reticularis, den Hirnnervenkernen
2. Großhirn – Bewußtseinebene und impulsgebendes Zentrum
3. Kleinhirn – Prüfstelle, Koordinator, Korrektor für motorische Bewegung.

Zu 1. Das Stammhirn, das unter der ‹Haube› der Großhirnrinde liegt, zählt zu den früh ausgebildeten Anteilen des Gehirns. Es befähigt zu den vitalen Funktionen zusammen mit der Formatio reticularis, den extrapyramidal-autonomen Bahnen, die zunächst das Bewegungs- und Ausdrucksverhalten des Neugeborenen und Säuglings prägen. Alle Bewegungen des Neugeborenen sind noch bestimmt von den primitiv-reflektorischen Haltungs- und Bewegungsmustern.

Die 7 Remissionsstufen im grobschematischen Überblick

(in Anlehnung an F. Gerstenbrand und mit eigenen Beobachtungen)

Stadien	Affektivität	Bewußtsein	Motorik
1. Apallisches Syndrom:	Keine emotionelle Reaktion	Coma vigile; lange Schlaf- und kurze Wachphasen in Abhängigkeit von Belastungsmomenten	Primitivschablonen im Sinne von Massenbewegungen auf äußere Reize verschiedener Art; Wischbewegungen, orale Mechanismen
2. Primitiv-psychomotorische Phase:	Undifferenziertes ängstliches Verhalten! Zunehmend differenzierter werden ängstl. Ausdruck in Augen und Mimik, Schwitzen	Die Wachphasen beginnen, sich an der Tageszeit zu orientieren; Pat. halten für kurze Zeit Blickkontakt, damit bedingtes optisches Fixieren möglich, jedoch noch kein Erkennen	Psychomotorische Unruhe: Abwend-, Wisch- und Strampelbewegungen; teilweise noch verbunden mit Massenbewegungen. Abbau rigider Bewegungsmuster. Eßtraining wird möglich!
3. Phase des Nachgreifens:	Ungeduldiges Verhalten z. B. in der Grundpflege, Therapie, KG. Pat. dreht den Kopf weg, schließt die Augen; Lächeln, Schmollen werden auch möglich! ebenso «Unmutsbrummen –	Sicheres optisches Fixieren und Folgen von Personen u. Gegenständen, die sich im Gesichtsfeld d. Pat. bewegen, greift nach allem, steckt alles in den Mund, allerdings ohne jegliche Absicht – Lallmonologe»	Motorische Aktivitäten werden gezielter: Hand öffnen, schließen, aber immer noch mit mangelnder Kraftdosierung, betr. vor allem das Festhalten und Loslassen. Pat. beginnt mit Handschmeichler, Plüschtier zu spielen, dreht sie in der Hand, hält sie vor die Augen, greift aber auch gerne in das Essen. Muskeltonus wird oft spontan rückläufig

4. Klüver-Bucy Phase:	Rasch wechselndes Affektverhalten mit zornigen Reaktionen, dann ebenso schmeicheln, den Arm der Schwester streicheln, den Kopf anlehnen. Differenzierter werden Gefühle wie Freude, später dann auch Trauer	– Bedingtes Sprach- und Situationsverständnis – Code-Sprache möglich – Personen werden unterschieden und wiedererkannt zunehmend Einsatz von Sprache: ja, nein ..., wobei die Sprache oft von einem zum anderen Tag wieder ganz da ist! – Beherrschte Fähigkeiten setzen langsam wieder ein	Kraftdosierung, Koordination werden sicherer – Hand geben und loslassen, Hand zum Mund führen, Löffel halten und gezielt ablegen – Gute Rumpf- und Kopfkontrolle; Gehen mit Hilfestellung – mit Einsetzen der Willkürmotorik oft gleichzeitige Entwicklung spastischer Bewegungsabläufe
5. Korsakow-Phase:	– Bewußtwerden der eigenen Stimmung – Erwachen des Gefühlslebens: jetzt auch Trauer – Euphorisch-depressive Stimmungslage Suizidgefahr ↔	↔ – Aufbau der Sprache, (bei Sprachstörung evtl. mit **logopädischer** Behandlung beginnen!) – Orientierungsphase – Personen werden jetzt auch benannt, ebenso erste Wünsche! – Bewußtwerden der eigenen Situation	– Abbau der Bewegungsschablonen – Komplexe, koordinierte Bewegungsabläufe möglich – Eigeninitiiertes Handeln im Ansatz vorhanden – freies Laufen
6. Phase des organischen Psychosyndroms:	Integrationsstadium	Das Psychosyndrom sowie das verbleibende Defektstadium zeigen einen so fließenden Übergang, daß ich sie hier als Integrationsphase bezeichnen möchte. Der Patient beginnt, sich mit seiner Umwelt auseinanderzusetzen, äußert Berufswünsche, schmiedet Zukunftspläne, orientiert sich verstärkt nach außen!	
7. Defektstadium:		Allerdings stehen bis zu diesem Zeitpunkt gravierende Verhaltensauffälligkeiten – oft mit affektiver Enthemmung und Antriebsschwäche – **einer** möglichen Rehabilitation im Wege. Hinzu kommen nicht selten erhebliche motorische Einschränkungen durch extrapyramidale, spastische **oder** zerebrale Störungen. Trotzdem gelingt in den meisten Fällen doch noch eine Integration in die Heimgemeinschaft oder gar Familie.	

Die sich weiter ausbildende Großhirnrinde wird mit ihrer motorischen Leitungsbahn, der Pyramidenbahn, zunehmend die ungezügelten Reflexaktivitäten beherrschen. Im Verlauf des apallischen Syndroms tritt diese Reflexaktivität bzw. Primitivmotorik wieder auf, weil durch die Hirnschädigung kortikale Funktionen unterbrochen sind.

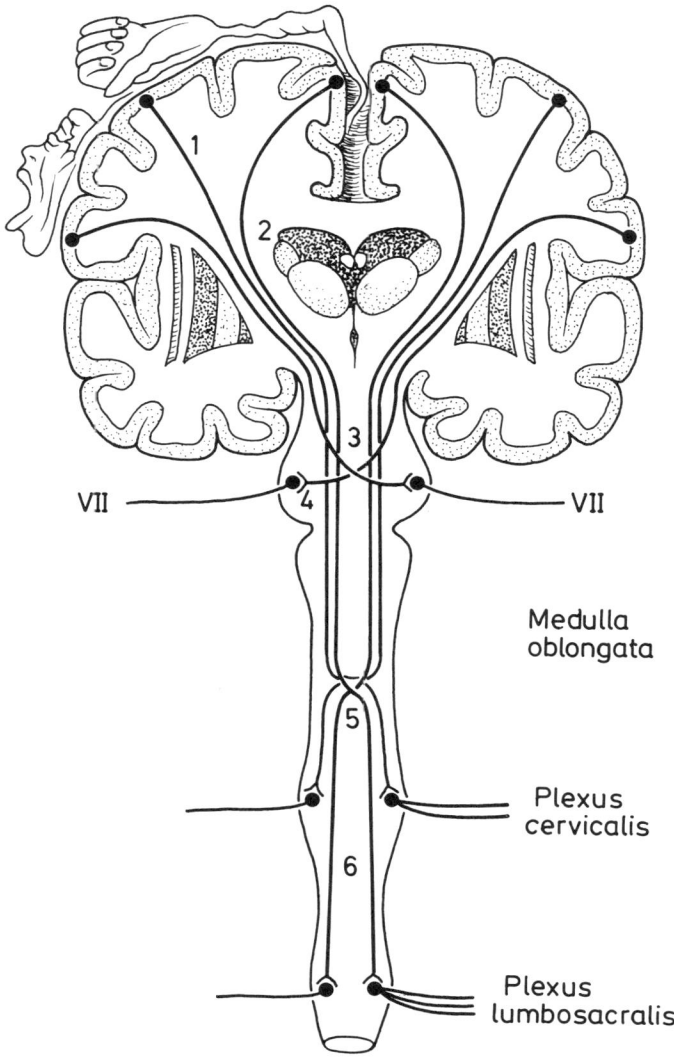

Schaubild 1: *Lokalisatorische Bedeutung unterschiedlicher Typen der zentralen Lähmung.* *1* kortikale Monoparese, *2* kapsuläre Hemiparese, *3* Dezerebration, *4* Tetraparese und gekreuzte Hirnnervensyndrome bei Hirnstammläsion (nur Fazialiskern und -nerv eingezeichnet), *5* Tetraparese bei hoher Halsmarkläsion, *6* Paraparese bei Brustmarkläsion.

Zu 2. Die Großhirnrinde weist den höchstentwickelten Teil des menschlichen Gehirns auf – das Bewußtsein, die Bewußtseinsebene. Sie reift, ebenso wie auch die Pyramiden-Bahnen (Willkürmotorik) mit der wachsenden Wahrnehmungsfähigkeit des Kindes heran und befähigt es, etwa ab dem Vorschulalter zu einem geschickten motorischen Handeln.
Die beiden Hemisphären des Großhirns stehen zueinander in Verbindung. Alle aus diesen Bereichen kommenden Leitungsbahnen (Pyramidenbahnen) *kreuzen* sich in Höhe der Medulla oblongata und ziehen von da aus in die Peripherie. Daraus läßt sich z. B. eine rechtsseitige Hemiplegie bei einer linksseitigen zentralen Schädigung erklären.
Darüber hinaus sind die Hemisphären wiederum in Rindenfelder geteilt, die die vielfältigen Funktionen des menschlichen Organismus steuern. Schon seit langem konnte bewiesen werden, daß die Felder, die für die Körperteile und den Muskelapparat besonders feine Aufgaben übernehmen, ein recht ausgedehntes Rindenfeld beanspruchen (s.a. Schaubild 1, Seite 12).
Durch die paarweise Anlegung der Rindenfelder, die sich auch nicht scharf voneinander abgrenzen, sondern sich überlappen, bieten sie gute Reserven und Ersatzmöglichkeiten, d.h., fällt ein Rindenfeld aus, so kann ein anderes diese Funktion teilweise kompensieren (Plastizitäts-Adaptionsfähigkeit).

Zu 3. Während das Kleinhirn alle vom Großhirn kommenden und die Motorik betreffenden Informationen (Gleichgewicht, Koordination, Muskeltonus) überprüft und ggf. korrigiert, wirkt das Großhirn impulsgebend.
Das bedeutet, daß das Kleinhirn sowohl den Weg als auch die Zeit einer Bewegung mißt und dabei jeden Bewegungsablauf koordiniert und harmonisiert, wohingegen das Großhirn eine solche Bewegung in Gang setzt.
So kann keiner dieser Abschnitte des Zentralnervensystems sinnvoll unabhängig voneinander arbeiten. Erst das gesunde Zusammenwirken aller Anteile bildet ein vernünftiges, funktionierendes Ganzes.
Hier sollen auch besonders die **Aufgaben des sensorischen Systems** erwähnt werden, weil sie für die Funktion der Großhirnrinde von wesentlicher Bedeutung sind. Über die sensorischen/sensiblen (afferenten) Bahnen erhält die Großhirnrinde Informationen, die über die Sinnesorgane aufgenommen werden. (**Oberflächensensibilität:** Berührungsreize, Temperatur, Druck, Schmerz. **Tiefensensibilität:** Raum-Lage, Stellung der Gelenke im Raum, Körpergefühl, Körperschema, Körperbegriff, Vibration, Gleichgewicht.)
Diese Informationen wird es speichern – wiedererkennen – assoziieren – reproduzieren – und beantworten.
Ein Eingehen auf den Wahrnehmungsbereich sollte sowohl in der Spastik-Behandlung, besonders aber im Umgang mit apallischen Patienten sowie in allen Remissionsphasen berücksichtigt werden.

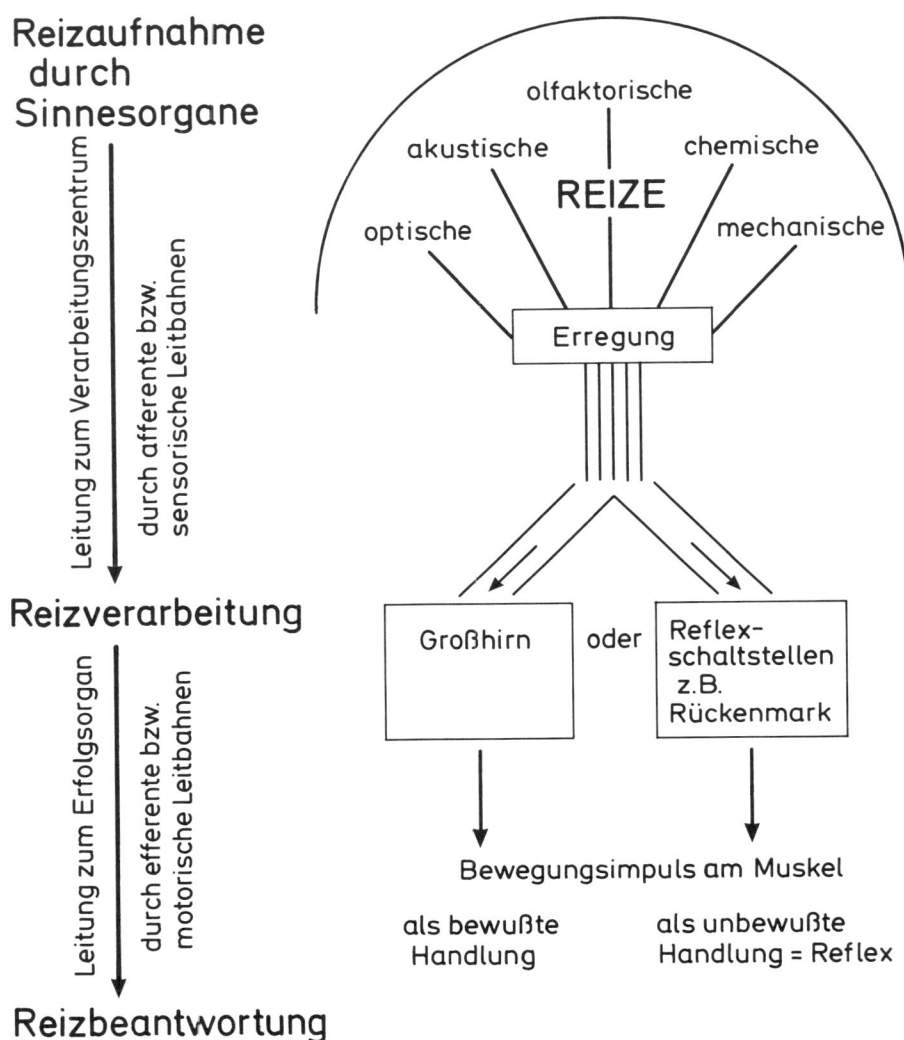

Schaubild 2: **Das Nervensystem** — Reizaufnahme — Reizverarbeitung — Reizbeantwortung

Zentrale Hirnschäden verursachen im Bereich der Motorik in der Regel folgende Ausfälle: in Anlehnung an «Feldkamp-Danielcik» KG-Behandlung bei zerebr. Bewegungsstörungen, S.18

1. Verlust von motorischen Funktionen mit Enthemmung motorischer Aktionen

2. Fehlsteuerung (Dysregulation) bei motorischen Funktionen

Zu 1. Durch die Enthemmung eines Muskels, einer Muskelkette kommt es zur Entwicklung einer Spastik. Dabei reagieren die motorischen Vorderhornzellen im Rückenmark überschießend, die Muskelentspannung kann nicht mehr oder nur zögernd erreicht werden.

Typische Zeichen hierfür sind: tonische, primitiv-reflektorische Haltungs- und Stellreflexe, asymmetrisch-tonischer Nacken-Labyrinthreflex (ATNR, ATLR), bei gleichzeitig übermäßigen Stütz- und Lagereaktionen.

Muskelkraft, Bewegungsgeschwindigkeit und Bewegungsausmaß sind oft erheblich beeinträchtigt, so daß motorische Funktionen teilweise oder ganz ausfallen.

Zu 2. Durch die Fehlsteuerung von Agonist und Antagonist ist dem Spastiker, z. B. das Gehen nur mit großer Konzentration und körperlicher Anstrengung möglich. Bei allen motorischen Aktionen entwickelt sich ein Streck- oder Beugemuster. Die Harmonisierung der Bewegung ist dadurch ganz aufgehoben, wobei der Bewegungsablauf bei einer schweren Tetraspastik starr wirkt. Fehlgesteuert wird ebenso die Antwort von Sinnesreizen, etwa im Sinne einer motorischen Dysfunktion.

Je nach Lage solcher Defekte entwickeln sich spastische, ataktische, rigide Bewegungsformen. Bei einem Schädelhirntrauma werden dabei anatomische Grenzen von Hirnzentren überschritten, woraus sich die meist vorherrschenden Mischbilder erklären lassen, die so individuell sind, daß keines dem anderen gleicht.

Damit gelten derart schlechte Voraussetzungen für eine zweckmäßige Bewegung, daß sie allenfalls durch kontinuierliches Üben gebessert werden kann. In Abhängigkeit von den spezifischen ausgefallenen Hirnanteilen und der verbliebenen Hirnsubstanz läßt sich dann ein Ersatz finden. Durch Kompensation, Bahnung normaler Bewegung und Hemmung pathologischer Reflexe (inhibieren – fazilitieren) lassen sich mit Ausdauer und Fleiß gesunde Bewegungskombinationen auftrainieren, die allerdings nicht ganz ohne Mängel bleiben.

Zerebrale Bewegungsstörungen sind häufig kombiniert mit Hörschäden, bei apallischen Patienten besonders Sehschäden, aber auch Sprach-/Sprechstörungen (Aphasien/Dysarthrie). Außer an Rumpf und Extremitäten zeigen sich pathologische Bewegungsbläufe auch an der mimischen Muskulatur (A-Mimie, Grimassieren) sowie den oralen Muskelgruppen. Hier fallen Störungen der Kau-, Schluck- und Zungenbewegungen auf.

Der Beißreflex verhindert das Öffnen des Mundes, erschwert ein Eßtraining und die Mundpflege. Nicht selten kommt es zu einer krankhaften Vermehrung des Speichels, der durch den unzureichenden Mundschluß und Schluckakt aus dem Mund herausfließt.

Klassifikation der bei apallischen Patienten häufig auftretenden Zerebralparesen (nach Thom)

Topische Einteilung

Hemiplegie/Hemiparese
Ausschließlicher Befall einer Körperseite, wobei in der Regel der Arm in Form eines Beugemusters stärker betroffen ist als das Bein, hier überwiegt ein Streckmuster.
Die Koordination ist durch ‹assoziierte› Reaktionen oft beeinträchtigt.

Paraplegie/Paraparese
Lähmung beider Beine, ohne nennenswerte Beteiligung der Arme.

Diplegie/Diparese
Lähmung aller vier Extremitäten mit stärkerer Beteiligung der Beine.

Triplegie/Triparese
Lähmung von drei Extremitäten. Hierbei handelt es sich eher um eine stärker asymmetrische Form der Tetraparese mit relativ geringem Befall *einer* Extremität.

Sämtliche Formen der Di-, Para- und Tetraplegie/-parese können sowohl symmetrisch als auch asymmetrisch in Erscheinung treten.
Bei der Tetraplegie/-parese entwickeln sich oft auch gekreuzte, asymmetrische Bewegungsmuster. Der Begriff -Plegie/Paralyse- bezeichnet innerhalb der Neurologie die *voll*ständige Lähmung. Von einer Parese spricht man dagegen dann, wenn eine Lähmung *unvoll*ständig auftritt, d.h., wenn Teil-/Restfunktionen zu erkennen sind.
Es fällt aber auf, daß der Begriff «Tetraparese» gerne dem der «Tetraplegie» vorgezogen wird, vermutlich aufgrund der meist immer noch vorhandenen bzw. zu erwartenden Restfunktionen.

Klinische Einteilung der CP-Formen nach ‹Perlstein› (1952)

Er unterscheidet hier vier Gruppen

1. Spastizität (Hypertonus bei Hypokinese)
● Tetraplegie/-parese
● Diplegie/-parese
● Hemiplegie/-parese
● Bilaterale Hemiparese

2. Rigidität

3. Ataxie (Wechseltonus)

4. Hypo- oder Wechseltonus (bei Hyperkinese)
- Dystone Form
- Tremor

Hypertone Formen

Spastische Paresen – Pyramidale Störung

- Erhöhter Muskeltonus
- gesteigerte Eigenreflextätigkeit mit erhöhtem Dehnungswiderstand
- fehlende Mitbewegung, dafür assoziierte Bewegungen, d.h., bei Einsatz der gesunden Extremität kommt es zu einer Tonuserhöhung auf der pathologischen Seite
- fehlende unzureichende Koordination und damit mangelnde/fehlende Kontrolle über die feinmotorischen Bewegungen

RIGOR – Extrapyramidale Störung

Erhöhter Muskeltonus im Sinne eines zu- und abnehmenden Widerstandes – Zahnradphänomen.

Bemerkung

Die **Spastik** macht sich beim passiven Durchbewegen durch einen federnden Widerstand bemerkbar, indem der zu Beginn der Bewegung zu spürende Widerstand nachläßt; bleibt dagegen der zähe Widerstand während der ganzen Bewegung gleichmäßig erhalten, so wird diese Störung als **Rigor** bezeichnet!

Hypotone Formen, auch Wechseltonus

Ataxie

Störung der Bewegungskoordination: ausfahrende Bewegungsabläufe, Zielübungen erscheinen grob verwackelt.

Tremor

Ruhetremor – rhythmische Zitterbewegung besonders peripherer Muskelgruppen, wird geringer oder verschwindet ganz, wenn der Bewegungsablauf einem Ziel zugeführt wird (Löffel in den Mund). Im Schlaf nicht zu beobachten.

Intensionstremor — *verstärkt* sich bei einer zielgerichteten Bewegung; oft im Zusammenhang mit ataktischen Bewegungsstörungen zu beobachten.

Zentrale Hypotonien

Sie sind durch einen herabgesetzten oder fehlenden Muskeltonus gekennzeichnet.
Hier kann man aber besonders häufig diverse Mischformen beobachten, die z. B. mit spastischen und/oder ataktischen Bewegungsmustern verbunden sein können.

3.2 Zum Pflege- und therapeutischen Bereich

Es beeindrucken zunächst vor allem die Einschränkungen der

vegetativen Funktionen

- Blutdruck
- Herzfrequenz
- Temperatur
- Atmung
- mangelhafte Nahrungsauswertung im Sinne endokriner, zentraler Störungen (Hypothalamus)
- Infektionsanfälligkeit
- reflektorische Blasen- und Darmentleerung

Die Gefahr von Dekubitalgeschwüren und Kontrakturen erfordert vom Pflegeteam eine spezielle Lagerungstechnik, auf die nachfolgend eingegangen wird. Kontrakturen entstehen nach unseren Erfahrungen in wenigen Tagen durch Leistungseinbußen der

motorischen Bahnen

- Hypo- eher Hyper- und Wechseltonus
- Pathologische Stellreflexe und Lagereaktionen
- gestörter Bewegungsfluß und Antrieb
- Koordinationsstörungen
- Rigidität

Wahrnehmungsstörungen
- sensible Ausfälle
- sensorische Ausfälle

Die Unterschiede in Ausprägung und Verlauf der traumatischen Dezerebration müssen sowohl in der pflegerischen wie auch therapeutischen Zielsetzung ihre Beachtung finden in

- Pflegeziel
- Behandlungsplanung
- Berichtsführung

Nicht zuletzt kann die Sozialanamnese, die u. U. sogar für das Unfallgeschehen verantwortlich war, in der Rückbildungsphase nachklingen — oder bei zunehmender Orientierung wieder aufbrechen (Psychosen-Suchtproblematik).

Je «wacher» der apallische Patient auf den Stufen der Remission wird, desto stärker offenbart sich die Diskrepanz zwischen seinen motorischen Fähigkeiten — geprägt oft durch schwere spastische Bewegungsabläufe — und einer wachsenden geistigen Leistungs- und Kommunikationsfähigkeit. Damit tritt in vielen Fällen das **psychische Zustandsbild** in den Vordergrund. Der Patient beginnt sich für seine Krankheit, aber auch das Unfallgeschehen zu interessieren, nimmt bedrückt die fehlende oder eingeschränkte Möglichkeit seiner verbalen Fähigkeiten wahr und registriert ungeduldig die Nährsonde und/oder Tracheakanüle. Eine in der Regel erhebliche Körperbehinderung — schwere Para-Tetraparesen/plegien — machen eine Rollstuhl-, Schienen- und/oder Hilfsmittelversorgung erfoderlich.

Während ältere Patienten eher mutlos, traurig, verstimmt reagieren, beginnen jüngere, Therapien und pflegerische Maßnahmen zu boykottieren, in Verwöhnungssituationen zu beharren oder durch Distanz- und Kritiklosigkeit das Team zu provozieren. Nicht selten kommt es zu Aggressionen gegenüber Mitarbeitern und Mitpatienten.

In diesen Wochen bis Monaten, oft über Jahre hinaus, benötigt der Patient nun besonders die psychische Unterstützung und pädagogisch/psychologische Führung durch Arzt, Pflegeteam, Angehörige und Therapeuten. Die Zusammenarbeit mit Fachärzten, Teamabsprachen, einheitlicher Führungsstil, therapeutische Distanz, Angehörigenberatung, sind hier eine wichtige Voraussetzung. Oft läßt sich schon in solchen gemeinsamen Gesprächen die Ursache für die Verhaltensauffälligkeiten finden (abgesehen von dem begründbaren hirnorganischen Psychosyndrom). Auch Angehörige können hohe Erwartungen an den Patienten stellen und Schuldgefühle erzeugen.

Erfüllt der Patient in dieser Phase die Voraussetzung für die Aufnahme in eine Rehabilitationsklinik, so empfiehlt sich eine Verlegung: Situationswechsel, neue Motivation, gleichwertige, -gleichaltrige «Kollegen», intensivere Trainingsmöglichkeiten, komplexe medizinisch-therapeutische Behandlung.

3.2.1 Angehörigenarbeit

Die Mitarbeit der Angehörigen kann zu einem wichtigen Bestandteil der Therapie werden.
Inwieweit es ihnen gelingt, das behinderte Familienmitglied wieder anzunehmen, hängt – abgesehen von der Beziehungsebene – nicht unwesentlich von der ersten Begegnung mit ihm ab.

Erstinterview: Unser erstes Gespräch beginnen wir möglichst in Anwesenheit des Patienten, wobei es hier allerdings einer geschickten Gesprächsführung bedarf. In solchen Situationen läßt sich bald erkennen, ob und wo der Therapeut/Arzt Hilfestellung geben muß: Schuldgefühle oder Mißverständnisse abbauen helfen, ermutigen, Informationen zu Krankheitsbild und -verlauf vermitteln. Langsam kann sich daraus ein Vertrauensverhältnis entwickeln. Wir erfahren dann von den Ängsten und Erwartungen, aber auch von der Hilflosigkeit der Angehörigen dem Patienten gegenüber. Der orientierte Patient wird beginnen, Fragen zu stellen, etwa: «Wann ungefähr tritt eine Besserung ein?» «Bleibe ich jetzt mein Leben lang an den Rollstuhl gebunden?» usw. Manchmal läßt es sich in solchen Zeiten vielleicht einrichten, die Eltern, den Ehepartner, die Kinder an der therapeutischen Behandlung zu beteiligen, wo solche Fragen dann gemeinsam besprochen werden können. Dazu gehört auch das oft drängende Verlangen der Eltern nach einem noch intensiveren Therapieangebot, dieses besonders dann, wenn sich erste Wahrnehmungsfunktionen zeigen. Hier ist es gut zu wissen, daß ein verstärktes Therapieangebot den Ablauf der einzelnen Remissionsphasen nicht beschleunigt. Darüberhinaus ist es auch nicht sinnvoll, Funktionen zu trainieren, die noch nicht vorhanden sind.
Es gibt sehr geschickte Angehörige, die es gerne übernehmen, ihren Patienten teilweise pflegen zu lernen, ihm seine Lieblingsspeise zu kochen, mit ihm spazierenzufahren sowie therapeutische Aufgaben zu unterstützen (Eß- und Sprachtraining etc.). In einer so guten Zusammenarbeit, die des öfteren vorkommt, erfahren wir auch Details aus der Sozial-Familien-Anamnese, die unser Verständnis für das Verhalten des Patienten positiv beeinflussen kann.
Vor allem aber bleibt dieser Patient nach wie vor in seinem Familienverbund: hört von den Nachbarn, begegnet ehemaligen Freunden, blättert in Fotoalben und erinnert sich zurück an gemeinsame Urlaube, Feste, Gebräuche. Diese starken emotionalen Reize fördern bald Reaktionen: Gestik, Mimik, Blickkontakt.
In diesem gemeinsamen Miteinander verlieren die Angehörigen meist rasch ihre Hilflosigkeit und entwickeln oft eine erstaunliche Kreativität. Gleichzeitig aber erfahren sie im Umgang mit dem Patienten von der Bedeutung ihrer Anwesenheit. Das kann über manchen gemeinsamen Kummer hinweghelfen: Wir sind wichtig, wir können helfen, wir werden erwartet... Bei ihren

Besuchen nehmen sie lange Anfahrzeiten auf sich. Mancher Patient wird später an den Wochenenden sogar heimgeholt; Umgang und Pflegemaßnahmen sind ihnen inzwischen vertraut geworden. Nicht selten geht von diesen Eltern/Verwandten der Wunsch nach einem Rehabilitationsversuch aus, den sie mit großem persönlichen Einsatz durchzusetzen versuchen.
Natürlich gibt es auch Familien, die sich sehr zurückhalten und zu keinem Gespräch ermuntern lassen. Hier fällt es dem Patienten dann auch recht schwer, alleine den mühsamen Weg durch das Therapieprogramm zu beschreiten.

3.2.2 Teamarbeit

Es wird immer selbstverständlicher, daß sich auch in dem Langzeitpflegeheim Fachbereiche wie Krankengymnastik, Ergotherapie, Physiotherapie und Logopädie ansiedeln. Diese Notwendigkeit ergibt sich aus der Tatsache, daß zunehmend jüngere, schwerst mehrfachbehinderte Schädelhirnverletzte in Langzeiteinrichtungen verlegt werden, was nicht selten unmittelbar nach der Intensivphase noch **in** oder **nach** dem apallischen Syndrom geschieht. Damit entsteht ein immer stärkerer Anspruch nicht nur auf eine umfassende Grund- und Behandlungspflege, sondern auch auf eine entsprechende Therapie.
Der Patient erlebt jetzt Mitarbeiter verschiedenen Alters und Temperamentes, verschiedener Begabungen und Kompetenzen aus den diversen Fachbereichen in seiner Behandlung. Das kann ihn irritieren, verunsichern, entmutigen, besonders, wenn es nicht gelingt, ein gemeinsames Behandlungsziel zu entwerfen und den Patienten als gleichwertigen Partner einzubeziehen. Die gemeinsame Zielsetzung in einer solchen Arbeitsgruppe kann etwa lauten: Pflegeunabhängigkeit, größtmögliche Selbständigkeit, Habilitation oder Rehabilitation.
Das wird ablenken von dem noch vielfach vorherrschenden Aspekt der sog. «Satt- und Sauberkeitspflege», Versorgungspflege.
In einem solchen Behandlungskonzept wird dem Patienten jetzt nicht nur alles «gegeben», sondern auch einmal etwas «genommen»: seine Bequemlichkeit, seine Anspruchshaltung, sein krankheitszentriertes Denken In partnerschaftlicher Zusammenarbeit mit ihm wird dieser daraus Anerkennung, Selbstbestätigung und Motivation gewinnen, die ihn zu neuen Aktivitäten ermuntern. Der Therapeut, das Pflegeteam übernimmt hier nicht die Aufgabe zu aktivieren, sondern stützt den Patienten in seinem Bemühen um größtmögliche Selbständigkeit. Daraus kann eine entspannende Wirkung auf die Teamarbeit resultieren, weil hier unnötige Zwänge, z.B. einen ‹lustlosen› Patienten mit diversen Pflege- und Therapiemaßnahmen zu konfrontieren, entfallen.

Der apallische Patient benötigt während der einzelnen Restitutionsphasen Orientierungshilfen. Ein wohlwollendes Miteinander im Team läßt ihn spüren, wie gut Beziehungen zwischen Menschen sein können – ich denke hier besonders an solche Patienten, die nach einem mißlungenen Suizid zu uns kommen. Es entsteht ein Klima gegenseitiger Anerkennung, in das er einbezogen wird.

Gleichzeitig kann er aber auch lernen, daß Arbeits- und Privatleben in einer therapeutischen Arbeitsgemeinschaft getrennt gelebt werden. Das beinhaltet für den Patienten die Möglichkeit zum Einüben von Distanz und Nähe, Kritikfähigkeit und Realitätsbewußtsein.

Verteilung der Aufgaben

Eine sichere Position mit abgestecktem Aufgabengebiet geben dem Mitarbeiter besonders in der Einstiegsphase nicht nur eine Orientierungshilfe, sondern auch die Möglichkeit, sich entfalten zu können. Grenzen werden wieder fließend, wenn es sich um spezielle habilitierende bzw. rehabilitierende Maßnahmen handelt. So wird z. B. der Ergotherapeut bei einem Selbsthilfetraining die Bewegungsanbahnung/Schulung durch den Krankengymnasten mit in seine Therapie einfließen lassen. Das begonnene Selbsthilfetraining dagegen wird in pflegerische Aufgaben einbezogen und bald vom Pflegeteam übernommen.

Oder: eine von der Logopädin angeleitete Mund- und Sprachtherapie läßt sich ebenfalls sowohl vom Pflegeteam als auch vom Ergotherapeuten fortsetzen.

Besonders durch die – leider nicht immer sehr ernstgenommene – Mundpflege können mit zunehmender Desensibilisierung spastische Bewegungsmuster (z. B. Beißreflex) im Mund- und Kieferbereich abgebaut werden. Daraus ergibt sich eine gute Voraussetzung für das Anbahnen von Sprech- und Eßbewegungen.

Informations- und Erfahrungsaustausch

Das Team in seiner großen Vielfalt kann eine Therapie durch die verschiedenen Blickwinkel der einzelnen Mitarbeiter nach allen Seiten hin ausschöpfen. Ein Arbeiten in Machtpositionen schließt die Kreativität, das Wissen, die Beobachtungen anderer aus und schadet letztendlich dem Patienten. Eine strukturierende Hilfe bieten hier Übergabebesprechungen, stationäre Fortbildungen: ein etwa gleichwertiger Wissensstand erleichtert die Zusammenarbeit, eine sorgfältige Berichtsführung sowie Pflege- und Behandlungsplanung. Um einen guten Informationsfluß zu gewährleisten, sollten die Fachtherapeuten ein- bis zweimal wöchentlich an Übergabebesprechungen des Pflegeteams teilnehmen sowie wichtige Daten zum Therapieverlauf regelmäßig, z. B. in das «Berichtsheft» eintragen. Auf diese Weise übernehmen auch Mitarbeiter aus dem Pflegebereich therapeutische Aufgaben, die sich zunächst als eine zusätzliche Belastung darstellen werden. In solchen Momenten kommt es bei der ohnehin im Pflegebereich sehr «engen» Personalsituation hin und wieder zu Spannungen zwischen den einzelnen Fachgruppen. Sie lassen sich aber in der Regel bei geduldiger und vertrauensvoller Zusammenarbeit bald wieder abbauen.

Anleitung von Praktikanten, Hospitanten, Zivildienstleistenden im Team

Praktikanten und Zivildienstleistende sind auf der einen Seite willkommene und wichtige Helfer in unseren Heimen. Auf der anderen Seite aber nehmen in diesen Einrichtungen junge Patienten (17- bis 30jährige) mit schweren Schädelhirnverletzungen, insbesondere traumatische Dezerebrationen und Mehrfachbehinderungen zu. Sie stellen an die ebenfalls jugendlichen Helfer sowohl im körperlichen als auch im psychischen Bereich harte Anforderungen, die er oft kaum mehr zu bewältigen vermag. Um diesem Problem begegnen zu können, müssen dem «Kernteam», abgesehen von einem umfangreichen Fachwissen sowie speziellen pflegerischen Kenntnissen, auch Erfahrungen auf psychiatrisch-pädagogischem Gebiet abverlangt werden: im Hinblick auf die Rolle des Anleiters und Koordinators. Zusätzlich versuchen wir durch Praktikanten-Fortbildung ein Grundverständnis für Krankheitsbilder mit Pflege- und Therapieverlauf zu vermitteln. Wir erleben immer wieder auf unseren Wohnbereichen sehr lernfreudige, kooperative Praktikanten, deren Engagement und Kreativität hinsichtlich des Patienten mit Verständnis des Krankheitsbildes wächst.

4. Spezieller Teil

4.1 Die aktivierende Pflege in Kooperation mit den angrenzenden Therapiebereichen

Die Pflege und Behandlung von Patienten in einem apallischen Syndrom und besonders in den nachfolgenden Remissionsphasen erfordert ein komplexes Therapieprogramm mit einem breitgefächerten, qualifizierten Behandlungsangebot. Sowohl pflegerische als auch therapeutische Maßnahmen sind sorgfältig abzustimmen auf die individuellen Bedürfnisse und Fähigkeiten dieser Patienten. Dabei darf uns zunächst die prognostische Wertung (sie ist abhängig von Dauer und Tiefe der Bewußtlosigkeit, dem Allgemeinszustand sowie dem Alter des Patienten) nicht beeinflussen. Ich denke hier an Befunde durch CT und EEG-Ableitungen.

Störungen im Bereich der Reizaufnahme und -verarbeitung bedingen stets ein wohldosiertes Therapieprogramm. Im Frühstadium werden vor allem die Reize aufgenommen, die für diesen Menschen Bedeutung haben: Hautkontakt, Stimmen, Musik ... Dabei ist es wichtig, ob ein Reiz seiner momentanen Situation entspricht.

Informationen ohne besondere Signalwirkung dringen dagegen oft gar nicht bis zur Bewußtseinsebene vor oder werden dort nicht wiedererkannt, assoziiert und reproduziert. Eine solche pflegerisch/therapeutische Aktion kann den erhalten gebliebenen Wahrnehmungsinhalt wenig stimulieren, sondern gelangt unfiltriert an die Großhirnrinde bzw. wird dorthin gar nicht erst weitergeleitet (bei Schädigung von Hirnstamm, Formatio reticularis, Thalamus). Dieser Vorgang spiegelt sich deutlich in der motorischen Ebene wider. Der Patient wird von ungezielt gesetzten Stimulationen derart überflutet, daß er sie mit überschießender Reaktion beantwortet, die sich in Form von Massen- und Abwehrbewegungen, Primitiv-Schablonen und pathologischen Tonuserhöhungen äußert.

Gelangen dagegen zuwenig Impulse zum Großhirn, in die Bewußtseinsebene, so zeigt sich der Kranke antriebsgehemmt, ausdruckslos, seinen jeweiligen Stimmungsschwankungen hingegeben — je nach Remissionsstand. Im Umgang mit dem apallischen Patienten sind daher nicht nur die im Vordergrund stehenden physischen/motorischen Ausfälle zu beachten und zu behandeln, sondern insbesondere der gesamte Wahrnehmungsbereich (Perzeption), ebenso die psychisch/sozialen Reaktionsweisen aus dem in der Regel eintretenden Psychosyndrom.

In der «frühen Aufwachphase» wird sich der Therapeut dem Patienten verstärkt über das Pflegeteam bekannt machen, d.h. auch am Krankenbett tätig sein. Ziele aus dem **Wahrnehmungs**programm lassen sich rechtzeitig mit den pflegerischen Teilzielen verquicken

1. Mund- und Eßtherapie

2. Basale Stimulation sowie Lagerungswechsel

3. Perzeptionstraining in den Bereichen

- taktil-kinästhetisch – Oberflächen/Tiefensensibilität
- akustisch – Hören
- visuell – Sehen
- olfaktorisch – Geruch
- gustatorisch – Geschmack

Der Ergotherapeut kann hier die Pflegesituation begleiten und therapeutisch nutzen

Zu 1. Nach der Mundpflege mit der elektrischen Zahnbürste und Munddusche

- Sensibilisierung/Desensibilisierung der oralen und perioralen Zonen
- Darreichen verschiedener Nahrungsangebote (z.B. gutgleitende Brei-arten, Alete u.ä.), dabei überprüfen der olfaktorischen/gustatorischen Leistungen.

Zu 2. Lagerung/Lagerungswechsel/Basale Stimulation

Zu beachten:
Zeigt der Patient beim Lagerungswechsel Unsicherheit, Ängstlichkeit, Wei-nen, Tonuserhöhung, Übelkeit – Erbrechen im Hoyerlifter, bei plötzlichen Drehungen, auch Schaukelbewegungen in der Hängematte können dieses Hinweise auf eine Raum-Lage-Störung sein.

- Spezielle Lagerungen bei Spastizität
- Lagerungswechsel – hier Belastungssteigerung bis hin zur Bauchlage
- Körperschemaübung

Nach dem Baden, der Ganzwaschung

- Fibrator
- abfrottieren, fönen
- bürsten, mit grobem Reiz beginnen
- später in Bauch-/Seitenlage: Spiele mit Rasierschaum, Erbsen-Boh-nenkiste usw.

Zu 3. In den Tagesablauf einbeziehen

Akustische Stimulation

- Musikangebot über: Radio-recorder, Kassetten mit der Lieblingsmusik u.ä.
- Spieluhr
- Glocken, Schellenbänder (nicht bei spastischen Patienten)
- Einsatz von musiktherapeutischen Instrumenten:
  wie Tenor-, Alt-Xylophon, Baßstäbe, Becken, Metallophon (klingen länger nach!), Tonglocken und vieles andere mehr.

Optische Stimulation (Hier an Sehbehinderung/Blindheit denken!)

- Spiel mit Taschenlampen und «Positions»leuchten (farbige Blenden + Blinkvorrichtung)
- Mobilés u.ä. am «Bettgalgen» befestigen
- Bilder mit übersichtlichen Motiven im Gesichtsfeld des Patienten anbringen
- Spiel mit Seifenblasen, Luftballon u.ä.
- **später** Fotoalben, Bildbände zusammen anschauen, evtl. fernsehen.

Als Therapeut, Krankenschwester, Altenpflegerin, Krankengymnastin ... erfahre ich auf diese Weise

- Inwieweit versteht mich der Kranke im Bereich der verbalen Kommunikation?
- Nimmt er noch überwiegend nonverbale Zeichen wie Gestik, Mimik, Stimmen wahr?
- Gelingt es, eine Kommunikationsebene zu finden über:
  Blickkontakt – Augen bewußt schließen (Ja/Nein) – Hand drücken (Ja/Nein) – Kopf drehen, Nicken (Ja/Nein) – Lautieren – eine einfache verbale Äußerung?
- Nimmt der Kranke Töne/Geräusche aus verschiedenen Richtungen wahr, kann er sie entsprechend interpretieren?
  Wie empfindlich reagiert er auf Geräusche: Erschrecken beim Öffnen/ Schließen der Tür; plötzlicher, lauter Ansprache? Lösen diese Geräusche gar Spasmen oder Anfälle aus?

Diese wichtigen Hinweise verhelfen zu einem therapierelevanten Umgang. Gleichzeitig läßt sich durch eine gute Zusammenarbeit mit dem Pflegeteam das Therapieprogramm über den ganzen Tag verteilen. Der Kranke kann so langsam (dosiert) wahrnehmen, und zwar auf allen Ebenen. Er kann Reize speichern lernen, – wiedererkennen, – wiedergeben, – beantworten.
Alle Leistungen des Patienten sind in den ersten Remissionsphasen starken Schwankungen unterlegen und abhängig von:
Müdigkeit – Aufregung – Witterungseinflüssen.

In seinen Reaktionen ist er zunächst sehr verlangsamt, versagt bei wiedererlernten Fähigkeiten und wird unruhig oder auch aggressiv, wenn er unter Zeitdruck gerät: Situation beim Essengeben, bei Aufforderungen, Aufträgen in Pflege und Therapie.

Der Patient erhält z. B. einen Auftrag, den er zwar versteht, wird jedoch für die Informationsverarbeitung längere Zeit benötigen, um folgerichtig reagieren zu können. Wird hier nicht abgewartet, sondern vorzeitig eingegriffen, resigniert der Patient: — «Warum soll ich mich auch anstrengen, die anderen sind ja doch schneller, geschickter als ich?» — Die ohnehin symptomatische Antriebsschwäche verstärkt sich auf diese Weise durch unser Verhalten.

Auch die Art und Weise der Ansprache trägt dazu bei, dem Patienten zu einer realistischen Wahrnehmung seines Umfeldes zu verhelfen (Umgang mit Pflegepersonal, Mitpatienten, Angehörigen, Therapeuten). «Apallische» Patienten sollten deshalb weder in der ‹Baby-Sprache› noch mit dem ‹Du› angesprochen werden. Rutscht dem Patienten bei seinen Bemühungen, mit uns in Kontakt zu treten, das ihm vertraute ‹Du› heraus, so können wir es taktvoll überhören.

Dagegen ist es zu empfehlen, die meist zusätzlich sprachgestörten Patienten mit einfachen, kurzen Sätzen anzusprechen. Es hilft dem Patienten sehr, wenn die Fragen so gestellt werden, daß er sie mit einem Ja/Nein, Schließen der Augen, Händedruck usw. beantworten kann. Dabei ist auch zu beachten, daß das Ja oder Nein vom Patienten in diesem frühen Stadium der Remission noch verwechselt werden kann. Auch sollten ihm nicht mehrere Aufträge gleichzeitig erteilt werden, z. B.: Während er sich auf Kopfkontrolle und Mundschluß (unter Umständen vor dem Spiegel) konzentriert, bedeuten alle vom Thema ablenkenden Gespräche eine Überforderung (aufnehmen — wiedererkennen — wiedergeben).

Beim Erstkontakt sind dem Therapeuten/Pfleger Gesichtsausdruck und hinweisende Geste des Patienten wichtig. Seine Aufmerksamkeit richtet sich darum auf das gesamte Ausdrucksverhalten des Patienten.

Weil Verhaltensauffälligkeiten apallischer Patienten oft als psychogene oder reaktive Verhaltensweisen verkannt werden, kann ein Lernerfolg trotz aller Bemühungen nur zögernd fortschreiten, stagnieren, oder auf einigen Funktionsebenen ganz ausbleiben. Es kommt u.a. auch dadurch zu einem Verharren auf den jeweiligen Remissionsstufen.

Im Umgang mit diesem Patientenklientel erfuhren wir Stagnationszeiten bis zu vier Jahren. Danach wurden plötzlich wieder Kräfte frei, bestehende Spasmen bildeten sich in dieser Zeit zurück, die den Patienten zu neuen Aktivitäten anregten und erneut eine therapeutische Begleitung erforderlich machten.

4.2 Pflegeinhalte

Der Patient im Coma vigile sowie in den sich anschließenden Remissionsphasen stellt an das Pflegeteam einer Langzeiteinrichtung außerordentliche
Anforderungen. Besonders im Rahmen der Grund- und Behandlungspflege
sind Aspekte der Intensivpflege mit zu berücksichtigen, die üblicherweise in
einem Pflegeheim nicht mehr abgedeckt werden können. Einerseits bedarf
es hierzu wohl eines speziell ausgebildeten Pflegepersonals, andererseits
entsprechender Pflegevorrichtungen und fachärztlicher Unterstützung rund
um die Uhr!
Die nachfolgende Aufstellung von Schwester Monika Schwichtenberg geb.
Tronich zu Pflegeziel und -inhalt sowie zu Krankenbeobachtung und
prophylaktischen Maßnahmen soll die Komplexität des pflegerischen Auf-
gabenbereiches vermitteln.
Auf eine detaillierte Ausführung wurde deshalb verzichtet, weil mit dieser
Schrift Fachleute angesprochen sind, die über ein pflegerisch/therapeu-
tisches Basiswissen verfügen; darüber hinaus besteht ein ausreichendes
Angebot an Fachliteratur zum Thema ‹Krankenpflege›.

Pflegeziel

Bestmögliche Rehabilitation − dies bedeutet therapeutisch-aktivierende
Pflege *oder* eine angemessene unterstützende Pflege, die den Bedürfnissen
gerecht wird, Ressourcen miteinbezieht und die optimale Lebensqualität
ermöglicht.

Juchli, Krankenpflege 4. Auflage 1983
«Gesundheits- und Krankenpflege ist therapeutisches In-Beziehung-Treten
sowohl auf der Handlungs- als auch der Seinebene.»
Sie orientiert sich an den gesamten Gesundheitsbedürfnissen des Hilfe-
suchenden, d.h. gleicherweise an der Prävention, an der Rehabilitation wie
an der Pflege der Akutphase einer Krankheit, also keineswegs zuerst an der
Diagnose oder an den Erwartungen des Arztes.

Angemessene unterstützende Pflege

Der Patient benötigt Unterstützung bei allen Aktivitäten des täglichen
Lebens. Die Pflege muß sowohl krankheits- als auch personenbezogen sein
mit dem Pflegeziel einer bestmöglichen Lebensqualität.

Körperpflege

Sie dient der Körperlichkeit, unterstützt und fördert unser Körper- und Organempfinden. Sie unterstützt die Gesetze des Organismus (Schutz, Ausgleich).

Voraussetzungen

Situationseinschätzung

Situation des Patienten überprüfen und danach die Unterstützungsmaßnahmen abwägen.

- Ganzwaschung — in einem Arbeitsgang
- Ganzwaschung — in einem geteilten Arbeitsgang
- Baden
- Duschen

Beobachtungskriterien (Vitalzeichen)

Puls
RR → Blutdruck
Temperatur
Atmung
(häufig wechselnd)

Immer wieder Neuanpassung der Hilfe — Zustand des Patienten beobachten — Verlaufsprotokoll.

Pflegemittel

Hautschonende Mittel (Wasch-, Badelotionen), die antibakteriell und desodorierend wirken.

Alkalifreie Seifen — bakterienfeindlich, schonen den Säureschutzmantel der Haut.

Hautschutzspray — stärkt die Widerstandsfähigkeit der Haut.

Pflegelotionen, -öl — hält die Haut geschmeidig.

Pflegeschaum — für die Intimpflege zwischendurch, Hautschutz, desodorierend.

Pflegetücher — siehe oben.

- *Inkontinentenwäsche* — Inkontinentenslips, -vorlagen, Krankenunterlagen, Vlieswindeln. Auf häufiges Wechseln achten — Gefahr von aufsteigenden Infektionen, Hautschädigungen, Dekubitusgefahr.
- Rechtzeitig mit Blasentraining (Klopfen) beginnen, in Absprache mit dem Urologen.

- *Inkontinenzsysteme*
  - Kondome, Urinale – für Männer, auf Größe achten, Druckstellen
  - Blasenkatheter – Gefahr von aufsteigenden Harnweginfektionen
  - dreimal täglich Einmalkatheterismus

Bei allen pflegerischen Maßnahmen ist auf die Würde des Hilfsbedürftigen zu achten (Intimsphäre, Schamgefühl), unter Umständen besteht eine erhebliche Kritik-Distanzschwäche (hier in besonderer Weise Distanz wahren – evtl. mit Einmalhandschuhen arbeiten).

Spezielle Pflegemaßnahmen

- Handpflege – Bakterienträger, vor allem bei Kontrakturen auf trockene Hände achten (evtl. Stoffläppchen dazwischenlegen, durch die Finger ziehen, Reis-/Bohnensäckchen u.ä. – s. Kap. «Lagerungen»
- Fußpflege – Nagelpflege beachten
- Haarpflege – verhindert Erkrankungen der Kopfhaut, Aussehen
- Nasenpflege – Atemwege freihalten
- Ohrenpflege – vor allem hinter den Ohrläppchen – Infektionsgefahr
- Augenpflege
- Mundhygiene – auch Desensibilisierung/Sensibilisierung. Nur eine tadellos saubere Mundhöhle gewährleistet gesunde Zähne und gesundes Zahnfleisch, verhindert Entzündungen der Mundschleimhaut und ermöglicht so ein intensives Mund-/Eß- und Sprachtraining. Reinigung der Mundhöhle nach jeder Mahlzeit.
  Mundhygienemittel: Zahnpasta, desinfizierende Lösungen, Mundpflegestäbchen. elektrische Zahnbürste, Munddusche!

Schutz und Sicherheit gewährleisten

- angemessene Raumtemperatur
- zugluftfreie Räume
- Intimsphäre wahren
- den Patienten über jeweiliges Vorgehen informieren (auch wenn das Gefühl besteht, er nimmt nichts wahr), mögliche – auch nonverbale – Reaktion abwarten – beobachten
- hygienische Arbeitsweise beachten (Patient ist besonders abwehrgeschwächt).

Pflegemaßnahmen

- Ganzwaschung – Das Vorgehen richtet sich nach dem Allgemeinzustand des Patienten.
  In einem Arbeitsgang – bei gutem Allgemeinzustand
  Im geteilten Arbeitsgang – bei schlechter Kreislaufsituation, herabgesetzter Belastung
  Übung zur basalen Stimulation einbeziehen.

Pflege bei Inkontinenz

Durch die Harn- und Stuhlinkontinenz ist eine sorgfältige Intimpflege für die Sicherheit und das Wohlbefinden des Patienten äußerst wichtig.
Ziel
— intakte, trockene Haut
— Schutz vor nasser Wäsche und Geruch
— Wohlbefinden des Betroffenen fördern

Pflegemaßnahmen

- Reinigen bei Urin- und Stuhlverschmutzung mit Pflegeschaum, Wasser und Seife, Waschlotionen.
  Gereizte Haut nur mit Öl behandeln.
- Hautschutz: Öle, Salben, Hautschutzsprays.

Pneumonieprophylaxe
Da Patienten mit apallischem Syndrom besonders infektanfällig sind, muß hier große Sorgfalt darauf verwendet werden, daß sich keine Pneumonie entwickelt.
Grundsätzlich ist darauf zu achten, daß keine Zugluft entstehen kann und das Zimmer nicht zu kühl ist. Pflegerische Maßnahmen (Unterkühlung) sollten sich nicht zu lange hinauszögern (s. Ganzwaschung). Wichtig ist jedoch ein gut belüfteter Raum, Frischluftzufuhr, daß angesammeltes Bronchialsekret abgehustet werden kann, evtl. Bauchlage (Kreislaufsituation beachten!), Seitenlage.

Sonstige Maßnahmen
- sorgfältige Mundhygiene
- Abreibungen mit Franzbranntwein oder kaltem Wasser
  Schrecksituation bedenken — Abklatschen vermeiden (Spastik!)
- Einreibungen mit ätherischen Ölen oder Salben
- frühzeitige Mobilisation
- Lagerungswechsel — ermöglicht Belüftung der Lungen.

Verhinderung von Harnweginfekten und sonstigen Schädigungen der ableitenden Harnorgane und Nieren
- ausreichende Flüssigkeitszufuhr
- genaue Beobachtung des Urins auf Konzentration und Geruch
- sorgfältige Intimpflege (Verhinderung von Keimverschleppung)
- sorgfältige Pflege bei Patienten mit Blasenkatheter
- häufiger Wechsel von nassen Inkontinenzsystemen
- evtl. Flüssigkeitsbilanz

Verhinderung von Obstipation
- Sondenkost mit Ballaststoffen
- ausreichende Flüssigkeitszufuhr

- bei Breikost und passierter Kost darauf achten, daß ausreichend ballast-
  stoffhaltige Lebensmittel angeboten werden
- evtl. Joghurt, Weizenkleie anbieten (Flüssigkeitszufuhr beachten!)
- möglichst auf Laxantien verzichten

Essen und Trinken

Die Nahrungs- und Flüssigkeitsaufnahme dient der Erhaltung der Kräfte
(Energiehaushalt), der Strukturen (Zelle, Gewebe) und Funktionen des
Organismus.

Pflegeziel

Ausgewogene, vollwertige Ernährung zur Erhaltung des Bau- und Energie-
stoffwechsels,
Berücksichtigung von Bedürfnissen, Gewohnheiten und Lieblingsspeisen –
motiviert beim Eßtraining.

Kostformen

- Sondenkost (Nährsonde)
- Breikost – Gefahr der einseitigen Ernährung, wenig Ballaststoffe
- Passierte Kost – nur solange wie unbedingt erforderlich, Kautätigkeit
  bahnen.
- Teilweise passierte Kost – Fleisch passiert, Gemüse normal etc.
- Vollkost – Kau- und Schluckfunktion muß vorhanden sein. (Siehe
  Kapitel Eßtraining)

Hilfestellung

Sondenernährung bei Störung des Schluckreflexes/der Nahrungsaufnahme/
des Nahrungstransports. (Siehe Beißreflex bei spastischer oraler Muskulatur)
Sondenkost: Bestandteile müssen im richtigen Verhältnis zueinander stehen:
vollwertige Mischung von kohlenhydrathaltigen Energieträgern, Ballaststoffen, fetthaltigen Energieträgern und Proteinen. Desweiteren müssen die
Bestandteile gut löslich und hygienisch einwandfrei sein.
Produkte: Eigenherstellung durch homogenisieren von normalen Nahrungs-
mitteln.
Formeldiäten: bessere Bilanzierung (Berechnung der effektiven Resorption
von Nährstoffen – Osmolarität).
Instantprodukte
Flüssigsondennahrung (auch mit Ballaststoffen) – hygienisch einwandfrei,
da steril).

Flüssigkeits- und Joulebedarf

Flüssigkeitsbedarf: bei Erwachsenen 2000–3000 ml täglich
Kalorienbedarf: 1800–4000 kcal = 7500–16 700 kj.

Verordnung erfolgt durch den behandelnden Arzt und ist abhängig vom
Allgemeinzustand des Hilfsbedürftigen.

Verabreichung der Sondenkost mittels Trichter, Zylinder.

Infusionssystem, Ernährungspumpe

Vorgehen: Vor jeder Sondierung ist die Lage der Sonde zu überprüfen –
Aspirationsgefahr!
Trichter, Zylinder – ist zeitintensiver, bedeutet jedoch für den Patienten
Zuwendung
Infustionssystem – zeitsparender, erfordert häufigen Kontrollgang zum Pa-
tienten
Ernährungspumpe – genaue Dosierung der Nahrungszufuhr.

Pflege bei Nährsondenträgern

Ziel Komplikationen verhindern, orale Nahrungsaufnahme anbahnen.
- Sorgfältige Mundhygiene
  – Mundschleimhaut feucht halten
  – geringe Speichelproduktion
- Bakterielle Verunreinigung der Sondenkosten vermeiden, da diese einen
  guten Nährboden für Bakterien darstellen. – Dadurch Gefah΄ von
  Durchfall, Erbrechen.
- Fünf bis sechs Mahlzeiten – bei zu großen oder zu häufigen Mahlzeiten
  können Leibschmerzen, Erbrechen, Druchfall auftreten
- Sorgfältige Nasenpflege – Gefahr Nasenflügeldekubitus
- Verantwortungsbewußte Kontrolle der Sondenlage – Aspiration ver-
  meiden
- Bei intaktem Schluckreflex mehrmals täglich ein wenig Nahrung an-
  bieten – Eßtraining
- Mengen und Belastung steigern, zu flüssigem Nahrungsangebot über-
  gehen.

Krankenbeobachtung und Prophylaxen

Da die Patienten häufig Einschränkungen in allen physiologischen Körper-
funktionen aufweisen, kann es zu zusätzlichen Schädigungen der Haut, der
Schleimhäute, der Atmungsorgane, der Harnwege und Gelenke kommen.
Daraus ergibt sich für die Pflege dieser Patienten eine konsequente und
verantwortungsbewußte Durchführung aller Prophylaxen.
Ziel der Pflege muß es sein, alle Beeinträchtigungen und zusätzlichen
Schäden, die durch eine eingeschränkte Krankenbeobachtung und irkon-

sequente Pflege auftreten können, zu verhindern. Nur so ist die Rehabilitation der Patienten gewährleistet.

Prophylaxen

Allgemeine prophylaktische Maßnahmen

- aufmerksame Beobachtung des Patienten bei allen Pflegeverrichtungen
  - Hautbeschaffenheit
  - Atmung
  - Kreislaufsituation
  - Reaktionen
  - Beweglichkeit
- sorgfältige Körperpflege
  - hygienisches Arbeiten
  - feuchtes Milieu vermeiden

Spezielle Prophylaxen

Dekubitusprophylaxe
- Förderung der Durchblutung der Haut durch Einmassieren von Öl, (Johanniskrautöl, Babyöl, usw.) und fetthaltigen Cremes; dient zugleich als Hautschutz.
- Vermeiden von feuchtem Milieu vor allem bei Patienten, die stark schwitzen, inkontinent sind
  - sorgfältige Intimpflege
  - häufiger Wechsel des Inkontinentensystems
  - evtl. Mullstreifen in Hautfalten einlegen
- Druckentlastung durch
  - häufiges Umlagern (s. Kap. Lagerungen), auch nachts ca. alle zwei bis vier Stunden, je nach Patient
  - weich lagern durch Felle usw.
  - Antidekubitusmatratze (ersetzt nicht den Lagewechsel)
    Sollten trotz aller prophylaktischen Maßnahmen Hautrötungen auftreten, so muß der Pflegeplan überarbeitet und die Pflege intensiviert werden. Die sofortige Einleitung von Gegenmaßnahmen kann einen Dekubitus verhindern, z. B.
  - Eisbehandlung oder warm/kalt fönen, usw.

Thromboseprophylaxe

Durch die o. g. Maßnahmen erreicht man auch eine Verbesserung des Blutrückflusses und damit die Verhinderung von Thrombosen.
Spezielle Maßnahmen zur Verhinderung der Thrombenbildung waren bisher nicht erforderlich.
Kontrakturenprophylaxe
(s. Kap. Lagerungen)

Soor- und Parotitisprophylaxe

Vor allem erforderlich bei Patienten mit Mundatmung und Nährsonce, um ein Austrocknen der Schleimhäute zu vermeiden.

● Reinigung der Mundhöhle und Zunge mit Borglycerin, Zitronensaft und Watteträger (keine Holzwatteträger verwenden!).
● ‹Pagavit›-Watteträger, abgepackt und bereits getränkt
● ausreichende Flüssigkeitszufuhr

Diese Maßnahmen müssen je nach Zustand des Patienten mehrmals am Tag und auch nachts durchgeführt werden.

Training der Harnblase
(Trainingsplan der MS-Klinik «Dietenbronn»)

Eine gesunde Harnblase entleert den Urin vollständig. Bei vielen neurologischen Erkrankungen, vor allem auch bei Patienten mit Schädelhirntrauma — hier dem apallischen Patienten, ist diese Entleerung der Harnblase nur noch unvollständig möglich, d.h., sowohl das Ingangsetzen des Harnlassens kann erschwert sein, als auch die vollständige Entleerung nicht mehr gelingen. Als Folge bleiben größere Urinmengen als sog. Restharn in der Harnblase zurück. Dieser Restharn — das sind Urinmengen von mehr als etwa 50 ml, die nicht mehr willkürlich entleert werden können — führen zu Blasenentzündungen (Brennen in der Harnröhre, häufiges Wasserlassen), später auch zu Blasensteinbildung. Ohne Behandlung führen Blasenentzündungen zu Nierenerkrankungen.

Das Verbleiben von Restharn in der Harnblase muß also möglichst vermieden werden. Dabei hilft das Blasentraining. Gleichzeitig kann es dazu beitragen, daß der Patient mit Hilfe dieses Blasenklopftrainings wieder kontinent wird.

● Die Harnentleerung hat grundsätzlich im Stehen oder Sitzen zu erfolgen, möglichst nicht im Liegen
● Kann das Urinieren nicht mehr willkürlich in Gang gesetzt werden, gelingt das Harnlassen doch häufig noch wie folgt:
  — Die Blase wird zunächst durch eine größere Trinkmenge (etwa drei Tassen Kaffee, Tee oder Cola) rasch gefüllt.
  — 15 Minuten später rhythmisch mit der Handkante, etwa so schnell wie der Puls, auf die Harnblase am Unterbauch über dem Schambein so lange klopfen, bis die Harnentleerung einsetzt. **Nicht zu rasch die Geduld verlieren, immer wieder neu versuchen.**
  — Wenn dies nicht hilft, kann die Harnentleerung noch dadurch in Gang gesetzt werden, indem man warmes Wasser über Hände (oder Füße) laufen läßt.
● Schon während und auch nach Abschluß der Harnentleerung wird die Blase bewußt noch weiter ausgedrückt, hier mit Hilfe:

- der Bauchpresse — dabei hat der Patient zu pressen wie beim Stuhl, um über den hohen Innendruck im Bauchraum die Blase weiter zu entleeren,
- die Blase wird zusätzlich mit der Faust oder dem Handballen über dem Schambein von außen her durch festen Druck auf die Bauchwand ausgedrückt.

Wieviel Harn nach Beendigung des Wasserlassens noch in der Harnblase verbleibt, muß in regelmäßigen, mit dem Arzt vereinbarten Abständen kontrolliert werden.
Eine Messung mit Ultraschall ist für den Patienten dabei angenehmer als die Restharnbestimmung durch Katheterisieren. Darüber hinaus wird der Urin in ebenfalls festgelegten Zeiträumen auf Krankheitskeime zu kontrollieren sein. Dazu muß Katheter- oder Mittelstrahlharn in einem Urocult-Röhrchen aufgefangen und rasch zum untersuchenden Labor weitergeleitet werden. Der Posttransport ist zu langsam.

4.3 Mund-/Eßtherapie

in Anlehnung an A. Augustin
sowie eigene Therapieerfahrung/-beobachtung

Das Bedürfnis, aber auch die Notwendigkeit, den Patienten von der Nährsonde abzulösen, macht die Mund- und Eßtherapie zu einem der vorrangigsten Behandlungsverfahren der Ergotherapie bzw. auch der Logopädie. Schon in der frühen Aufwachphase kann versucht werden, orale Funktionen zu stimulieren. Es lassen sich damit langsam koordinierte Bewegungen von Zunge, Kiefer, Lippen bahnen, vorliegende Sensibilitätsstörungen abbauen sowie die mit zunehmender Bewußtseinstätigkeit auftretenden Hypertonien (Beißreflex — bei Stimulation perioraler Zonen auszulösen) herabsetzen (nach Anleitung von der Pflege zu übernehmen). Folgende Voraussetzungen für einen Therapieerfolg sind hier zu nennen:
- Kenntnis von der Funktionsstörung (Art und Weise)
- richtige Kopf- und Körperhaltung des Patienten
- ruhige, entspannte Atmosphäre
- Geduld, Ausdauer sowie eine positive Grundeinstellung und damit
- eine adäquate Ansprache (situationsorientiert).

4.3.1 Mundmotorik

Die normale Nahrungsaufnahme ist erschwert und entspricht oft der allgemeinen Bewegungsstörung, den Hypo-, besonders aber den Hypertonien.

Störungen: Hyper-/Hypotonien im oralen Bereich

Hypertonien

- Mund- und Lippenschluß nicht möglich – Extensorenspasmus:
  - das Essen kann *nicht* vom Löffel abgenommen werden.
- Mund kann nicht geöffnet werden; Beißreflex – Flexorenspasmus:
  - Patient beißt auf Löffel, Becher, Zahnbürste
  - Patient kann aktiv den Mund nicht öffnen

Spastische Zungenbewegung
  - Zunge stößt vor – das Essen wird aus dem Mund geschoben
  - Zunge drückt gegen den Gaumen – das Essen läuft wieder aus dem Mund/das Essen rutscht (gleitet) unkontrolliert nach hinten, der Patient wird sich häufig verschlucken, aspirieren.

Kau-Fähigkeit unzureichend
  - bedingt durch den Beißreflex (dieser kann auch lokal ausgelöst werden).
  - Patienten «hacken» ihre Nahrung, es ist also keine Mahlbewegung möglich. Feste Nahrung wird oft unzerkleinert geschluckt; ebenfalls Aspirationsgefahr!

Schluckreflex
  - löst sich nicht rechtzeitig aus:
  - Patient sammelt das Essen im Mundraum, bzw. er würgt, erbricht: Aspirationsgefahr!

Mangelnde Rumpf- und Kopfkontrolle
  - Kopf wird aufgrund pathologischer Reflexe nach hinten überstreckt, oft mit Beißreflex;
  - Schluckakt und Nahrungstransport sind erschwert.
    Kopf beugt sich nach vorne, bzw. ist überstreckt besonders, wenn der Patient selbständig den Löffel zum Mund führt (pathologischer Reflex, verbunden mit Beißreflex!);
  - Nahrungsaufnahme, -transport und Schluckakt sind erschwert.

Hypotone Störungen wurden hier nur als Mischform beobachtet, besonders im Zusammenhang mit ataktischen Bewegungsmustern.

Therapeutische Hilfestellung bie Hyper- und Hypotonie

- **Streckmuster,** Körperhaltung: Kopf überstreckt.
  - Patient aufsetzen, Spasmus lösen, auch liegend möglich!
  - Kopf in Mittelstellung lagern, abstützen. (s. Lagerungen)
- **Beugemuster,** Körperhaltung: Kopf nach vorne gebeugt.
  - Patient aufsetzen, ca. 30–45°, Spasmus lösen, Kopf und Körper in Mittelstellung lagern, Arme vom Körper abduziert, offene Handstellung oder Lagerung – bei wacheren Patienten eignet sich die Bauchlage. Voraussetzung: Mundschluß!

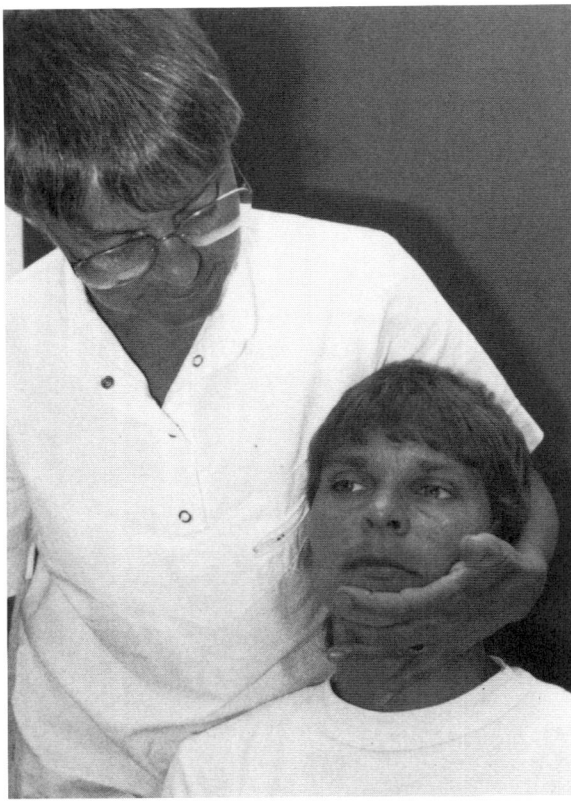

Abb. 1: Seitlicher Gabelgriff
– zur Unterstützung der
Kieferkontrolle.

– Kopf des Patienten mit der/m linken Hand/Arm abstützen (immer dann, wenn der Patient noch keine Kopfkontrolle hat, diese auch nicht z.Z. geübt werden kann!); evtl. mit Kieferführung verbinden.

- **seitlicher «Gabelgriff»**
  – Mittelfinger unter Unterkiefer
  – Zeigefinger auf Unterkiefer
  – Daumen führt, stützt hinteren Anteil des Unterkieferastes.
  Mittelfinger: kontrolliert, führt den Unterkiefer gegen Oberkiefer, unterstützt damit den Mundschluß, verhindert gleichzeitig ein Herunterfallen des Kiefers, nachdem sich der Spasmus löst.
  Zeigefinger: unterstützt Kieferkontrolle und -führung, sorgt für Mund- und Lippenschluß.
  Daumen: beeinflußt durch einen Dehnungseffekt den Beißreflex, hemmt oder löst ihn.

Vorsicht

Bei allen Übungen behutsam vorgehen, d.h., dem Patienten durch Druck und Zug keine Schmerzen zufügen.
Bei Unsicherheit: Logopädin, Ergotherapeuten oder Krankengymnastin einbeziehen, befragen!

Zungenbewegung – Therapeutische Hilfestellung

Die hypertone Zunge – Spastizität

- Mit Eis desensibilisieren, mit Mulltupfer Zunge vorziehen.
  (Eisbehandlung: gut beobachten, kann im Einzelfall eine gegenteilige Wirkung zeigen.)
- Beim Essengeben: mit dem Löffel leichten Druck auf die Zungenmitte ausüben, Löffel nach vorne abziehen.

Die hypotone Zunge

- Mit einem Spatel auf die Zunge drücken, nach rechts und links führen, dabei leichten Druck ausüben.
- Honig, Nutella u.ä. auf die Lippen streichen, der Patient versucht, dort abzunehmen.
- Saugen, lutschen – bitte beachten, daß sich der Patient nicht verschluckt! (Nahrung kann noch nicht ausreichend transportiert werden). Brotrinde, trockenes Fleisch etc. evtl. in Mulltupfer-Kompresse wickeln, einen Zipfel aus dem Mund heraushängen lassen und mit den Fingern fixieren. Dabei kann gleichzeitig der Inhalt im Mund geführt werden.
- Leichtes Klopfen gegen den Mundboden provoziert Kau- und Zungenbewegung.

Schluckvorgang – Therapeutische Hilfestellung:

(verzögert, schwach) in Verbindung mit dem Nahrungstransport.
- Kopf leicht vorbeugen
- Eisstückchen auf das Jochbein legen
- Schnelles, mit leichtem Druck erfolgendes Reiben des Hinterkopfes
- Mit Zeige- und Mittelfinger und leichtem Druck vom Kinn in Richtung (zum) Kehlkopf ausstreichen (nicht *über* den Kehlkopf hinweg!) und wieder zurück! *(Abb. 2 + 3)*
- Mund- und Lippenschluß beachten; u.U. Mund noch einmal öffnen, mit dem leeren Löffel auf die Zungenmitte drücken, Mund wieder schließen. Häufig wird auf diese Weise über eine erneute Mundbewegung der Schluckakt ausgelöst.
  Grundsätzlich sollte zu Beginn einer Mund- und Eßtherapie der Schluckreflex überprüft werden. Oft läßt sich dieser beim Sondieren erkennen. Im übrigen den Facharzt befragen.
  (Ein Problem kann sich in der Tracheakanüle stellen!).

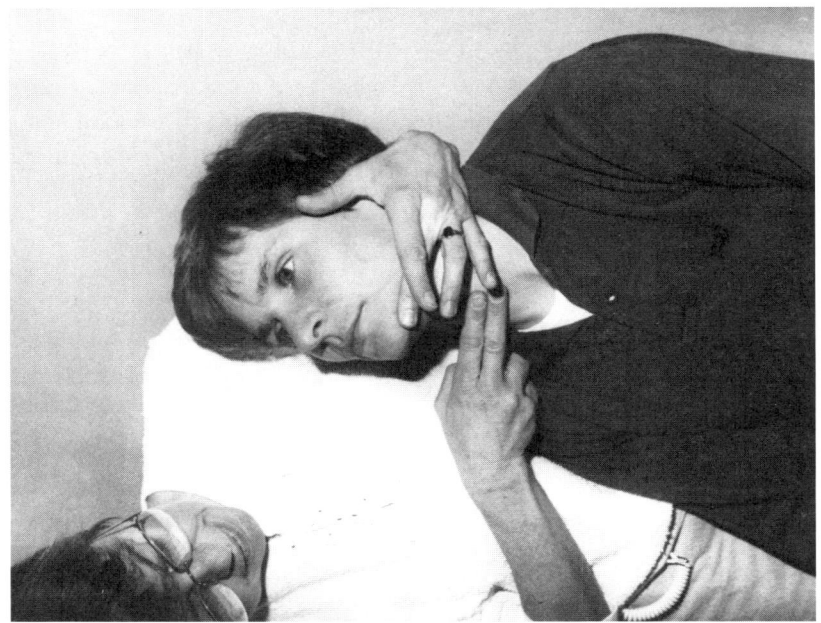

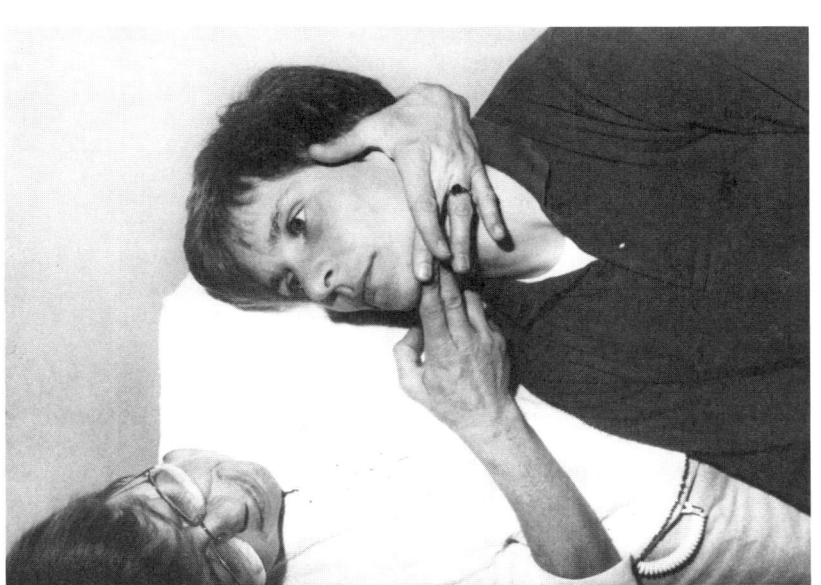

Stimulation des Schluckvorganges

Abb. 2: Ausstreichen vom Kinn mit leichtem Druck bis zum Kehlkopf.

Abb. 3: mit leichtem Druck anschließend in Gegenrichtung ausstreichen.

4.3.2 Mundsensibilität

Sensibilitätsstörungen im oralen Bereich erschweren die Wahrnehmung, z. B. der Nahrung im Mundraum.
Zunächst wird die Form der Sensibilitätsstörung abzuklären sein.

Hypersensibilität

Symptome

- Der Patient wehrt sich gegen Berührung
  - allgemein
  - besonders in Gesicht, Mundzone, am Kopf.
- Der Patient reagiert mit Mundschluß und Abdrehen des Kopfes
  - bei Nahrungsangebot
  - Mundpflege
  - Hautpflege.
- Feste Kost wird abgelehnt, ausgespuckt
- Überschießende Reaktion bei zu rasch dargereichten heißen und kalten Speisen (Wechsel zwischen heiß und kalt) in Form von Streck- und/oder Beugespasmen
- Häufiges Erbrechen, Würgen
- Gustatorische Ausfälle mit Mißempfindungen im oralen Bereich:
  - Nahrungsverweigerung
  - Unlust beim Essen
- Nahrung wird nicht wahrgenommen, daher nicht vom Löffel abgenommen, nicht transportiert.

Gründe für Essensverweigerung, bzw. Unlust

- Der Patient hat keinen Appetit — vorgesättigt durch Sondennahrung? (hier Absprachen erforderlich)
- Der Patient mag das Essen nicht; evtl. mit seiner Lieblingsspeise oder -geschmacksrichtung beginnen (Angehörige einbeziehen)
- Schmerzen in der oralen Zone, die noch nicht anders geäußert werden können:
  - Zahnbeschwerden
  - Entzündung der Schleimhäute
  - Parotitis u. ä.

Therapeutische Hilfestellung

Übungen zur Desensibilisierung sollten häufiger am Tag, dafür nur eine kurze Zeit steigernd durchgeführt werden. Die Reizsetzung ist eindeutig, sie ist so vom Patienten leichter wahrzunehmen.

Übungsvorschläge

- Mit der elektrischen Zahnbürste kreisende Bewegungen an den Wangeninnenseiten durchführen – auch Einsatz der Munddusche.
- Gaze um den Zeigefinger wickeln, damit Zahnfleisch und Wangeninnenseiten massieren.
  Kann auch vom Patienten übernommen werden – je nach Wachheitsgrad. *Vorsicht* – nicht bei Beißreflex!
- Eisraspel in Gaze füllen, verknoten. Der Patient wird daran zu saugen beginnen, der Therapeut fixiert wieder den überstehenden Gazerest. (Geeignet sind ebenso: Speiseeis, Apfel-/Apfelsinenscheiben, Brotrinde usw.)
- Große Wattestäbchen vereisen, damit wieder Zahnfleisch, Wangeninnenseite stimulieren (desensibilisieren)
- Druck mit Spatel oder breitem Löffelstiel auf die Zunge, von vorne nach hinten in rhythmischer Folge: dreimal, schlucken lassen, wiederholen.
- Druck gegen das Zahnfleisch:
  - dreimal über die Oberlippe, von oben nach unten streichen – schlucken lassen. (Abb. 4)
  - dreimal über die Unterlippe, von unten nach oben streichen – schlucken lassen. (Abb. 5)
  - dreimal über die Wangen, mit kurzem kräftigem Zug zu den Mundwinkeln. (Abb. 6)
    Dieses Programm in rhythmischem Ablauf drei- bis fünfmal hintereinander durchführen.

Hyposensibilität

Hyposensibilität in Gesicht und Mundzone geht meist mit einer Hypotonie einher. Diese Patienten reagieren extrem berührungsunempfindlich und weisen meist folgende Symptome auf

- Schlaff herabhängender Unterkiefer und herabhängende Wangen
- vorfallende Zunge
- Speichelfluß
- Speisen werden nicht vom Löffel abgenommen, kein Mundschluß
- Patienten reagieren auf starke Reize: Eis, Medizin, scharf gewürzte Speisen
- Kautätigkeit ist schwach, setzt erst bei starkem Widerstand ein (Brotrinde, Speck, Apfelsinen- oder Bananenschnitz, evtl. wieder in Gaze fixiert, darreichen.)

Die Übungsvorschläge zur Sensibilisierung der oralen Zonen entsprechen etwa denen der Desensibilisierung.
Allerdings benötigt der Patient bei einem Sensibilitätstraining eine intensivere und mit «Widerstandsübungen» betonte Reizsetzung; Übungen also, die die Saug- und Kautätigkeit fördern.

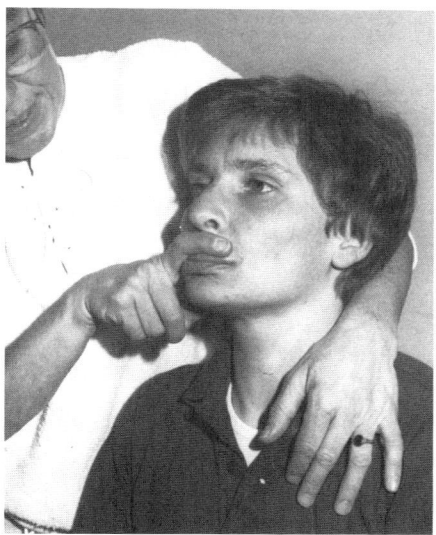

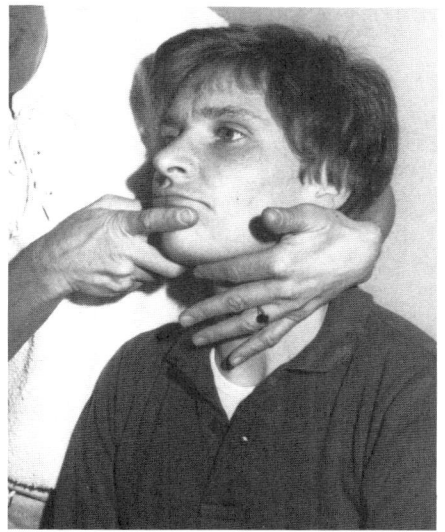

Abb. 4: Ausstreichen über die Oberlippe von oben nach unten.

Abb. 5: Ausstreichen der Unterlippe von unten nach oben.

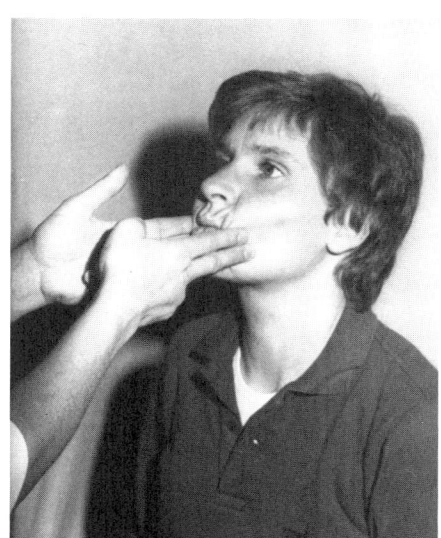

Abb. 6: Kurzer, kräftiger Zug zu den Mundwinkeln.

4.3.3 Kautätigkeit

Sind die ersten Eßbewegungen gebahnt, gelingt es dem Patienten über zunächst dickflüssige bis breiige Kost auch Flüssigkeiten, evtl. über den Löffel, aufzunehmen, kann stufenweise die Sondenernährung aufgehoben werden.
Um mit dem nächsten Schritt das Kauen zu bahnen – eine gute Voraussetzung u. a. zum Beüben der Sprechmotorik – sind wieder einige Vorübungen zu empfehlen.

Übungsvorschläge

Der Kaureflex läßt sich besonders gut anregen, wenn die Nahrung von der Seite zwischen die Zähne gelegt wird, dadurch wird ein Vorstoßen der Zunge verhindert.

● Der Patient versucht, seine Zunge über die Zähne gleiten zu lassen oder
● die Zunge über die Ober- und Unterlippe bis hinein in die Mundwinkel zu bewegen. Anreiz: Nutella, Honig etc.
● Stretch: Mundwinkel des Patienten nach hinten ziehen, der Patient leistet Widerstand
● Kau-, Saugübungen mit Brotrinde, Apfelschnitz u. ä.
 (Wachheitsgrad bedenken, auf sorgfältiges Schlucken achten – Aspiration!)
● Kautätigkeit durch Druck gegen den Unterkiefer bei Kieferführung unterstützen
● Langsam mit unpassierter Kost beginnen, dabei u. U. Fleisch noch passieren, bis es dem Patienten gelingt, gut konzentriert, bewußt und koordiniert Nahrung aufzunehmen, zu zerkleinern und zu transportieren.

4.3.4 Trinken

Das Trink-Training erfordert sowohl vom Patienten als auch vom Therapeuten ein besonders geduldiges, konzentriertes Üben.
Die Flüssigkeit im Mund zu behalten (z. B. beim Zähneputzen), bereitet lange große Schwierigkeiten. Zur Bewältigung dieser Aufgabe ist ein kräftiger Mund- und Lippenschluß erforderlich.
Ebenso groß ist die Gefahr, daß die Flüssigkeit nach hinten gleitet, bevor sie der Kranke wahrgenommen und sich darauf eingestellt hat. Er verschluckt sich, hustet, erbricht! Fällt der Kopf durch die Hyper- oder Hypotonie vor, läuft das Getränk u. ä. aus dem Mund.
Aus diesem Grund kann die Sondenernährung also erst dann entfallen, wenn der Patient seinen Flüssigkeitsbedarf *oral* aufzunehmen vermag.

Therapeutische Hilfestellung

- Üben mit dem Trinkbecher:
  Der Becherrand wird auf die Unterlippe gelegt und soweit gekippt, daß wenig Flüssigkeit die Unterlippe berührt. In der Regel schließt der Patient die Lippen und versucht, die Flüssigkeit aufzunehmen, auch anzusaugen. Seitliches Einflößen von Getränken möglichst vermeiden, der Kranke verliert hier die Kontrolle über Konsistenz und Menge des dargereichten Getränks, er verschluckt sich. Ein gekürzter Strohhalm/Trinkhalm im gefüllten Becher erleichtert den Saugvorgang.
- Trinken mit einem Strohhalm:
  Beübt das Saugen und Ansaugen bei Saugschwäche. Mit einem dickeren Trinkhalm (auch Teilstück einer Sonde) beginnen. Durch Druck gegen die obere Öffnung läßt sich die Ansaugstärke regulieren.
- Evtl. Lippenschluß üben: Gegenstände mit den Lippen halten, blasen, ‹summen›, ‹brummen› u.ä.

Beachten

Alle Getränke über die Zunge gleiten lassen!

4.3.5 Allgemeine Hinweise zu dieser Thematik

Zu Beginn der Therapie wird der Patient noch zeitweise desorientiert sein. Er kann die dargereichte Nahrung u.U. aufgrund der schablonenhaften Schmatzbewegungen zwar aufnehmen, die Nahrung gleitet auch nach hinten, er kann sie aber keinesfalls schon kontrolliert schlucken. Die Gefahr für den Kranken, sich zu verschlucken oder gar zu aspirieren, ist groß.
Der Therapeut/Pfleger beschränkt sich zu diesem Zeitpunkt auf eine breiige bis dickflüssige, reizarme, gut gleitende Kost. Bei absinkender Aufmerksamkeit verweilt die Nahrung zu lange im Mundraum, sie gleitet zufällig nach hinten; auch hier wird sich der Patient verschlucken. Getränke dagegen gleiten zu schnell. Beide Situationen verlangen dem Patienten zuviel ab.

Belastungsfähigkeit

Zu Beginn der Eßtherapie ist diese noch starken Schwankungen unterlegen. Der Kranke ermüdet rasch beim Darreichen der Nahrung
    Er öffnet seinen Mund nicht mehr, läßt die Kost unverhältnismäßig lange im Mundraum verweilen, schließt die Augen, der Kopf fällt auf die Seite.
Dies kann bedeuten: «Ich bin satt/müde.» … Diese ‹nonverbalen› Zeichen sollten vorläufig zu seinen Gunsten interpretiert werden. Sinnvoll eingeschaltete kleine Pausen erhalten seine Aufmerksamkeit. Im übrigen muß das Eßtraining abgebrochen und mehrmals täglich in kleinen Zeiteinheiten durchgeführt werden.

Zusätzliche Sondenernährung macht eine gute Teamabsprache erforderlich, hinsichtlich der Abstimmung von Nahrungsmengen, besonders aber
wieder der Essenszeiten. Ein bereits ‹vorgesättigter› Patient wird sich
weniger motiviert auf das meist mühsame Eßtraining einlassen.

Ausreichende Erholungsphasen zwischen den Pflege- und Therapiemaßnahmen einlegen, und Pflegeverrichtungen bei einem solchen Patienten
nicht erst kurz vor dem Mittagessen durchführen (Baden, Duschen)!

Verbale Begleitung nur situationsbezogen einsetzen, so daß sie den Kranken nicht vom Eßvorgang ablenkt.
Eine kurze ‹Unterhaltung› mit dem Patienten vor der Trainingseinheit kann
sich als hilfreich erweisen, da sie zusätzlich einen Eindruck über den Wachheitsgrad, das physisch-psychische Befinden vermittelt, aber andererseits
die notwendige gute therapeutische Beziehung herstellt.

Eine Seitendominanz, besonders bei spastischen Patienten, erfordert eine
ständige Haltungskorrektur.
In einem solchen Fall empfiehlt es sich, die Nahrung von der nicht
dominanten Seite zu reichen. Im übrigen aber geschieht das Essengeben von
der *rechten* Seite unter Berücksichtigung von Kopfkontrolle, Mundschluß,
Handführung.

Beachten

Bei starkem Speichelfluß süße Speisen meiden, da diese den Speichelfluß
verstärken.

Notwendige Vorbereitungen werden vorher getroffen

- Lagerungsform
- Warmhalteteller
- adaptiertes Besteck
- Tellerrand
- rutschfeste Matte
- Hilfsmittel (Armauflage, Sandsack usw.)
- Abdecktücher (Lätze)
- Getränk, Trinkhilfen
- Medizin
- Informationen zum Befinden des Patienten sind dem Berichts-
  heft zu entnehmen.

**Vorteil: Der Pfleger/Therapeut kann sich vorher auf den Kranken
einstellen, muß das Eßtraining nicht ständig unterbrechen und den
Patienten dadurch zusätzlich belasten.**

Sauberkeit an Mundzonen, Eßplatz. Die Nahrung gleitet zunächst oft wieder aus dem Mund – unkoordinierte Zungenbewegung, Zungenstoß, unzulänglicher Mundschluß treten auf. Es empfiehlt sich, ein genügend großes Abdecktuch, einen Waschlappen, Klinex-Tücher u.ä. bereitzulegen.

Verschlucken, Erbrechen, besonders zu Beginn der Trainingsphase, ‹Tracheapatienten› (Patienten mit Tracheakanülen, diversen Eß- und Schluckstörungen) machen eine Nierenschale mit ‹Zubehör› und Absaugmöglichkeit unentbehrlich bzw. zur notwendigen Voraussetzung.

Der Warmhalteteller mit Tellerrand, in den die Mahlzeit portionsweise gefüllt werden kann, ist eine gute Hilfe bei dem oft stark verlangsamten Eßvorgang, ebenso ein Mikrowellenherd.

Lagerungsform beim Eßtraining. Hier stellt sich dem Therapeuten die Frage nach der Sitz- bzw. Liegeposition des Patienten. Sind Rumpf- und Kopfkontrolle sicher, empfiehlt sich ein Umsetzen auf den Stuhl (Standard-Rollstuhl), im übrigen die Rückenlage im Bett bei höhergestelltem Kopfteil oder ein Postura-Rollstuhl. Einzelnen Patienten ist sogar das Essen aus der Bauchlage heraus sehr gut möglich (s. Kap. Lagerungen).
In der Regel fühlt sich auch gerade der Patient in der Remissionszeit sehr bald wieder in der Lage, seine Mahlzeiten oral und oft sogar völlig selbständig einzunehmen. Die Voraussetzung dazu erfüllt u.a. eine gute physiologische Sitzhaltung bei entsprechender ‹Arbeitsplatzgestaltung›.

Konzentrationsschwächen sowie ein hohes Maß an **motorischer Unruhe,** z.B. durch Ablenkbarkeit, rechtfertigen über längere Zeit eine Einzeltherapiesituation (reizarmes Klima!). Der Heimbewohner bleibt vorläufig der Tischgemeinschaft fern.

Lieblingsspeisen oder eine besonders **beliebte Bezugsperson** erhöhen ggf. die Motivation des Patienten bei einem Eßtraining. Im Initialstadium und von Seiten des Therapeuten bewußt gesteuert kann darauf wohl gerne Rücksicht genommen werden.

Die Tracheakanüle behindert alle aktivierenden Maßnahmen erheblich, aber in vielen Fällen läßt sich rasch abklären, ob diese bei entsprechendem therapeutischen Einsatz gezogen und abgedeckt werden kann (HNO-Arzt/Klinik).

Beratung durch eine Logopädin. Grundsätzlich empfiehlt es sich, zu Beginn des Eßtrainings eine Logopädin einzubeziehen, besonders dann, wenn motorische Störungen im oralen Bereich (der Mundmotorik) diagnostiziert wurden.
Diese Behandlung läßt sich ebenso wie die Krankengymnastik und bei uns sogar die Ergotherapie auf Rezeptbasis abrechnen.

Berichtsführung. Die Art und Weise der Durchführung eines Eßtrainings wird in jeder Phase neu besprochen und der Therapieverlauf schriftlich im Informationssystem fixiert.

4.4 Lagerungen

Im Verlauf eines apallischen Syndroms sowie seiner Remissionsphasen – oft schon in der frühen Phase (Coma vigile) – treten in vielen Fällen zerebrale Bewegungsstörungen in Erscheinung.
Sie lassen sich in Beuge- und/oder Streckspasmen verschiedener Varianten erkennen wie: Spastik-Ataxie, gekreuztes Muster, stärker arm- und/oder beinbetont, wobei die Beugesynergien überwiegen sowie einer Rigidität.
Ihre Ursache findet die spastische Entwicklung in der Schädigung des zentralen motorischen Neurons von Pyramidenbahn bzw. Hirnrinde. Damit kommt es zu einer Erhöhung des Muskeltonus, der Eigenreflextätigkeit bei gleichzeitiger Abschwächung der Muskelkraft, verbunden mit Störungen der motorischen Koordination.
Die *rigiden* Bewegungsmuster dagegen werden mit einer Schädigung extrapyramidaler Zentren wie Formatio reticularis, Stammhirnganglien bzw. der Hirnnervenkerne begründet. Aus einer Dysregulation dieser Abschnitte entstehen tonische Haltungsmuster, wodurch nun die Gesamtmotorik erheblich beeinträchtigt wird, besonders im Hinblick auf Bewegungsfluß und Antrieb sowie Muskelkraft und Motivation. Gleichzeitig lassen sich diverse Ausfälle im Bereich der Wahrnehmung beobachten.

Störungen z. B. des taktil-kinästhetischen Systems

- Hyper-/Hyposensibilität
- Kraftdosierung, Vibration, Gleichgewicht
- Raumlageempfinden
- Körperschema, Körperbegriff, Körperbild.

Dazu einige typische Verhaltensweisen

- Der Patient verharrt in der einmal eingenommenen Stellung
- reagiert extrem auf Berührung (Auslösen von Spasmen)
- schreit, schlägt, erbricht (umbetten, lagern, Hoyerlifter)
- kann Körperteile nicht erkennen, nicht benennen, ahmt Gesten, Bewegungen nicht nach usw.

Diese Auswirkungen fallen zunächst bei den Pflegemaßnahmen auf. Sie sollten beobachtet, registriert und im medizinischen Fachgespräch entsprechend zugeordnet werden. Pflegezielplanungen lassen sich so sinnvoll beschreiben und mit gezielten therapeutischen Indikationen verbinden.
Im ergotherapeutischen Rahmen setzen zu diesem frühen Zeitpunkt Übungen zur basalen Stimulation, zur Sensibilisierung oder Desensibilisierung ein. Gleichzeitig entsteht in Zusammenarbeit mit dem Pflegeteam, aber auch den Krankengymnasten ein spezielles, individuelles Lagerungsprogramm, das wir aus der Lagerungsempfehlung der Bobath-Therapeuten entwickelten. Der zwei-Stunden-Lagerungswechsel (besser: Lagerungswechsel im

zwei-Stunden-Rhythmus) sieht für den Patienten eine Rücken-, Seit- und vor allem Bauchlage vor und läßt sich nach Anleitung vom Pflegeteam übernehmen.

4.4.1 Rückenlagerung bei Streckmuster

Bei Beuge- und Streckspastik vor jedem Lagerungsschritt zunächst die Spastik in den einzelnen Körperabschnitten lösen. Nach einem Bad löst sich die Spastik weitgehend ohne diese manuelle Hilfe.

1. pathologisches Muster Kopf nach hinten überstreckt

- Therapeut/Pfleger steht/sitzt hinter dem Patienten, fixiert Hinterkopf und Unterkiefer mit beiden Händen und (Abb. 7)
- führt den Kopf, nach *vorsichtiger* Extension, langsam vor (Dehnung!), das Kinn liegt auf dem Brustbein. (Abb. 8)
- Den Kopf in dieser Stellung behutsam auf die rechte und linke Seite bewegen (Abb. 9 + 10).

Lagerung

Den Kopf des Patienten in leichter Beugestellung unterlagern. Seitendominanz durch Gegenlagern ausschließen (Abb. 12).

2. pathologisches Muster

Arme, Hände – gestreckt, innenrotiert bei eingeschlagenem Daumen: Arme adduziert!

Spastik lösen

- Arme abduzieren (vom Körper wegführen), durch leichten Zug am Schulterblatt und Außenrotation des Armes, Supinationsstellung der Hand.
- Finger strecken, Daumen durch Fixierung am Daumenballen energisch abduzieren – dehnen (abspreizen)

Vorsicht

Bei allen Übungen nicht in die Handflächen greifen, hierdurch würde ein erneuter Faustschluß provoziert.

Lagerung

Lagerungskissen/-block, besonders zwischen Oberarm und Rumpf (Abduktion); Arme, Hände in Mittelstellung lagern, leichte Flexion (Beugung) im Ellenbogengelenk (Abb. 11).

Faustschluß unterbinden durch Bohnen-/Reissäckchen (weil besonders atmungsaktiv), aber auch durch Schaumstoffbälle, ‹Schweizer-Käse›. In besonders hartnäckigen Fällen empfiehlt sich eine Lagerungsorthese, z.B. bei einem rigiden Haltungstonus (Abb. 11).
Bei Lagerungsorthese ist eine leichte Funktionsstellung der Hand zu empfehlen.

Spastisches Muster in den unteren Extremitäten

Hüfte. Innenrotation, Adduktion und Extension auch in den Kniegelenken, Scherenstellung der Beine.
Füße. Spitzfußstellung sowie Vorfußadduktion.

Spastik lösen

Flexion bis ca. 90° in der Hüfte, dazu ein Bein, in Ober- und Unterschenkel abgestützt unter Fixierung der Hüfte soweit anheben, bis es sich in Hüfte und Knie beugen und auf die Matratze abstellen läßt. Gleiches Vorgehen mit dem zweiten Bein.

Beachten

- Die gebeugten Beine so abstützen, daß sie nicht nach außen abkippen
- Nicht über die Schmerzgrenze des Patienten hinausarbeiten
- Kontrakturen registrieren
- Rücksprache mit den Fachtherapeuten (z.B. Ergotherapeut) halten.

Lagerung

Beide Beine in Beugestellung soweit unterlagern, daß sich kein neuer Streckspasmus auslösen kann, jedoch nicht über den 90°-Winkel hinaus.

Beachten

- Kreislaufsituation
- Beine im Oberschenkelbereich weit abduzieren
- Kippt die Hüfte seitlich ab, mit Keilkissen oder Sandsack etc. abstützen, Beine in Mittelstellung lagern
- Kein Gelenk darf hohl liegen, abgesehen von einer speziellen, individuellen Zielsetzung der Krankengymnastin
- Knie- und Nackenrollen dürfen in diesem Lagerungsprogramm fehlen
- Spitzfußprophylaxe, d.h. Lagerungskissen etc. vor dem Bettverkürzer
- Fersen frei lagern – Dekubitusprophylaxe
- Lagerung unter Umständen korrigieren.

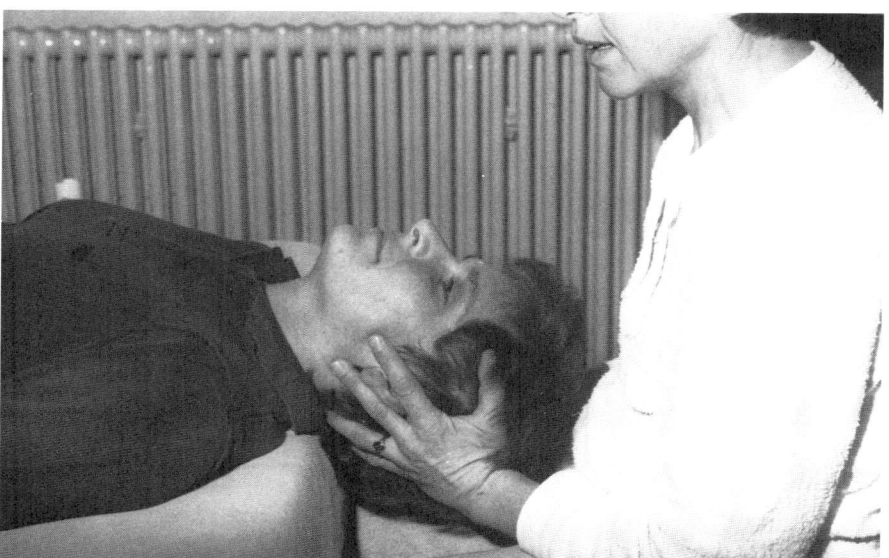

Abb. 7: Fixieren des Kopfes mit besonderer Unterstützung von Hinterkopf und Unterkiefer.

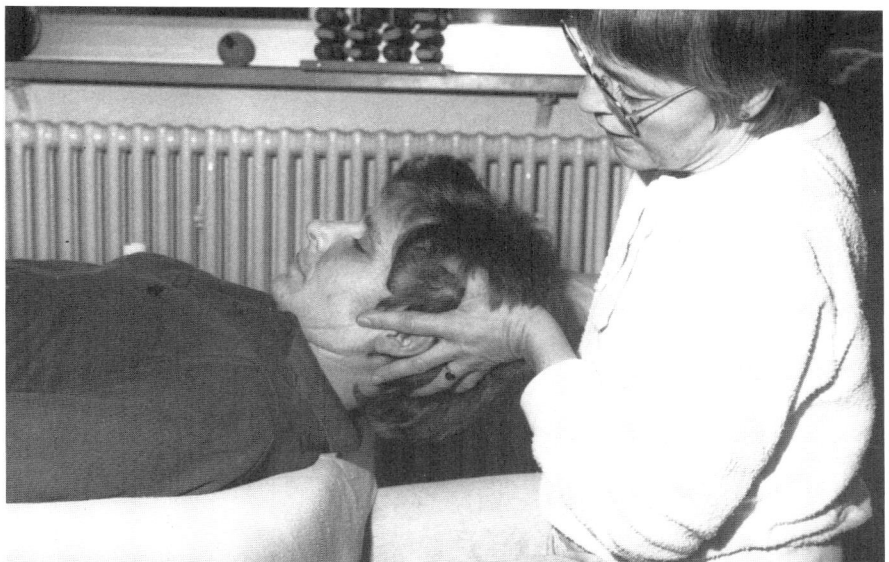

Abb. 8: Vorbringen des Kopfes in eine leichte Beugehaltung. Behutsame, kleine «Schüttelbewegungen» des Kopfes nach rechts und links bei gleichzeitiger Dehnung unterstützen die Lockerung und Korrekturstellung des Kopfes.

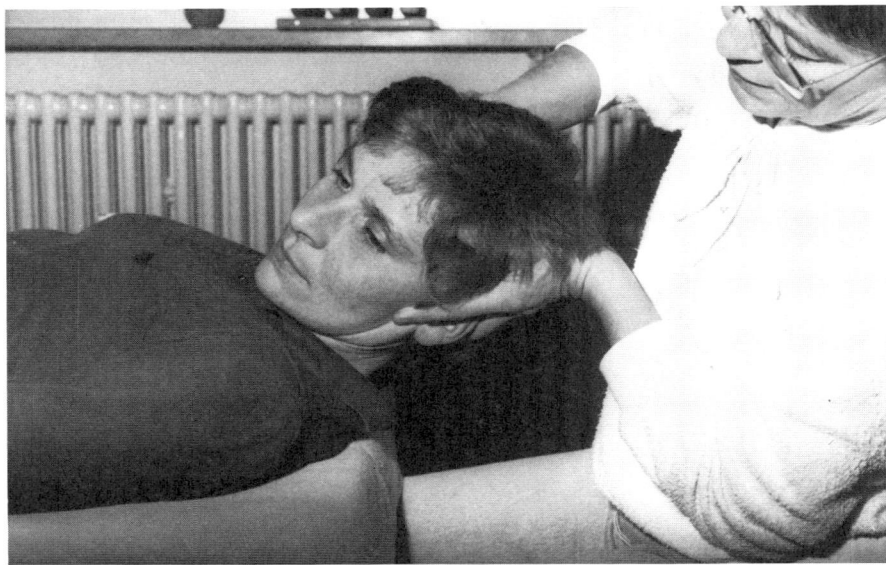

Abb. 9: Bei diesen Übungen ist ein besonders behutsames Vorgehen zu beachten; sie sollten nicht ohne Anleitung durch eine Fachtherapeutin (KG-Ergoth.) begonnen werden.

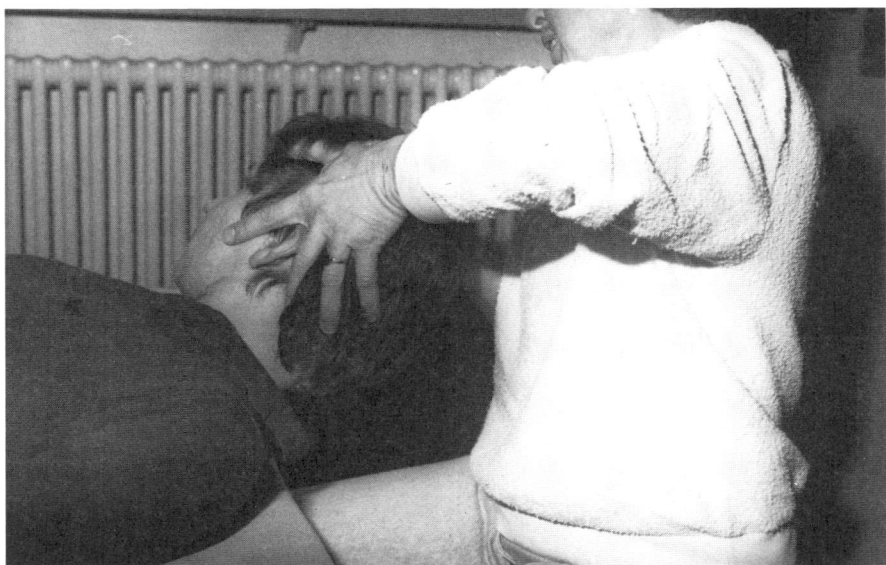

Abb. 10: Den gebeugten Kopf anschließend langsam, aber deutlich auf die rechte und linke Seite drehen, das Kinn läßt sich dabei zum Brustbein führen.

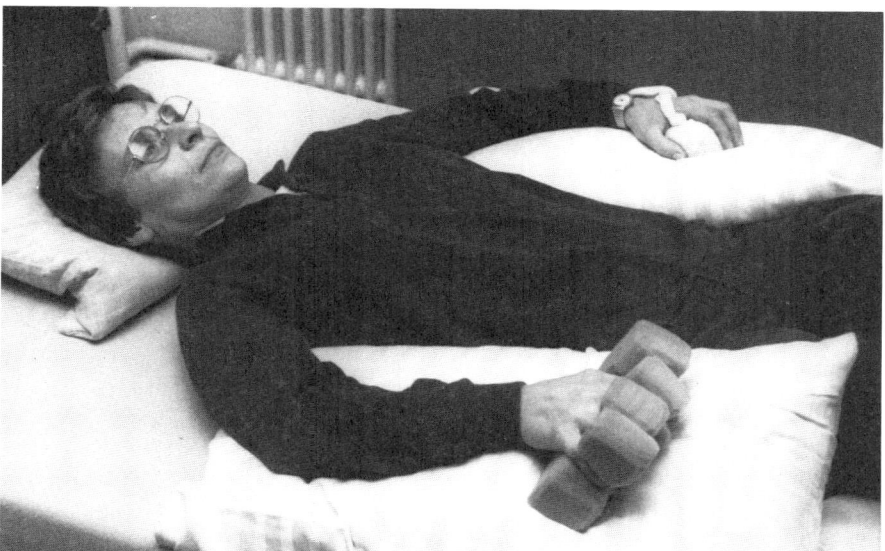

Abb. 11: Rückenlagerung, z. B. bei rigidem Haltungsmuster. Handlagerung: in diesem Fall, um schon begonnenen Beugekontrakturen zu begegnen.

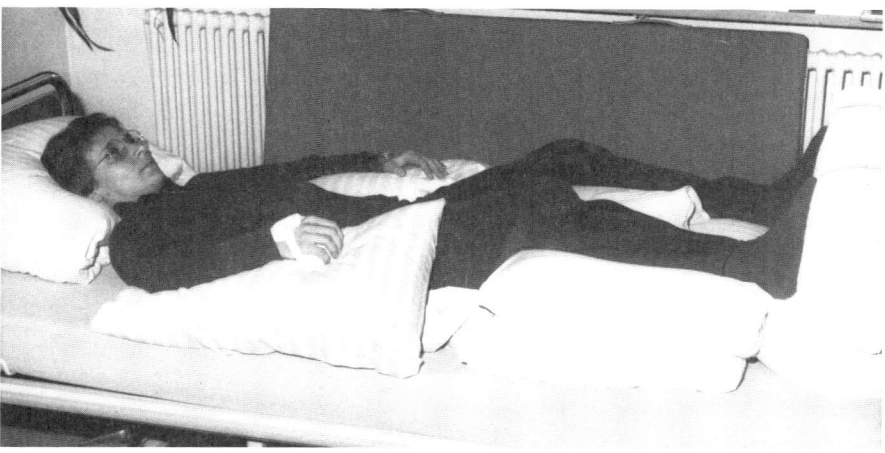

Abb. 12: Betonte Beugung des Kopfes z. B. bei starkem Ophisthotonus. Abduktion der Beine, dabei Flexion in Hüfte, Knie und Fußgelenken. Spitzfußprophylaxe mit einem weichen Schaumstoffblock.

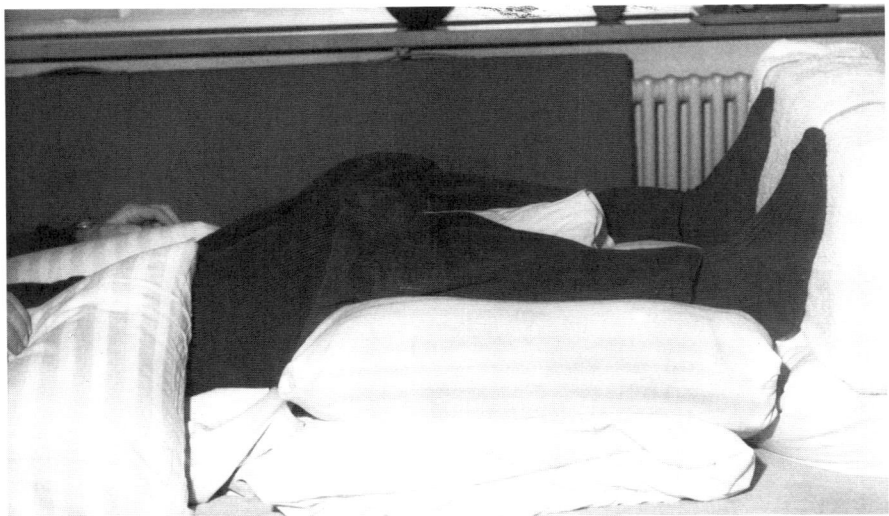

Abb. 13: Bei der Eeinlagerung ist wieder auf eine weite Abduktion zu achten. Zur Durch-brechung (Hemmung) eines starken Streckmusters empfiehlt sich bei Rückenlage eine Flexion in: Hüfte, Knie, Fußgelenk bis ca. 90°. Bevorzugt wird jedoch in der Regel die Seit- u. Bauchlage.

4.4.2 Rückenlagerung bei Beugemuster

(Kopflagerung: s. 4.4.1 u. Abb. 11)

Obere Extremität

Pathologisches Muster. Adduktion und Innenrotation der Arme, Flexion im Ellenbogen, Volarflexion und Pronation im Handgelenk, Faustschluß mit eingeschlagenem Daumen.

Spasmus lösen (siehe Streckmuster)
• Bei Beugemuster besonders die Extension von Ellenbogen, Hand- und Fingergelenken beachten.

Lagerung

Lagerungsblock (evtl. Sandsack) zwischen Armen und Rumpf so anbringen, daß sich sowohl die Adduktion der Arme als auch die Flexion im Ellenbogen-gelenk ausschließen. – Auf Druckstellen achten!
Faustschluß unterbinden durch Bohnen-/Reissäckchen, elastische Frottee-rollen, Schaumstoffball oder ‹Schweizer-Käse›. Daumen gut abduzieren. (Abb. 11)

Untere Extremitäten

Pathologisches Muster. Adduktion, Innenrotation der Beine, Flexion in Hüft- und Kniegelenk, Spitzfußstellung oder Hackenfußentwicklung.

Spasmus lösen

- Durch leichten Druck auf den distalen Oberschenkelabschnitt sowie Abduktion und Außenrotation in der Hüfte in die Streckung hinein dehnen (vorsichtig dosieren, d.h., ruckartigen Wechsel zwischen Anspannung und Entspannung vermeiden).
Dorsalflexion im Fußgelenk (Fußspitze zeigt gegen das Knie) bei Dehnung der Achillessehne, auch hier vorsichtig dosieren.

Lagerung (siehe Streckmuster, Abb. 13) hier jedoch

- die Beugung weniger betonen
- auf eine besonders weite Abduktion der Beine achten
- Beine ganz unterlagern, Fersen liegen frei
- Spitzfuß- und Dekubitusprophylaxe, zur Spitzfußprophylaxe mit weichem Schaumstoffblock gegenlagern.

Füße. Bei hartnäckiger Spastizität oder einem rigiden Haltungstonus entwickeln sich recht bald diverse Fehlstellungen, besonders in die Spitzfuß- und Valgusstellung (-position), die sich meist trotz krankengymnastischer Behandlung und sorgfältiger Pflege nicht aufhalten lassen.
Auch hier muß letztendlich auf eine Versorgung mit Lagerungsorthesen oder entsprechendem orthopädischem Schuhwerk ausgewichen werden, insbesondere dann, wenn im Heimbereich die krankengymnastischen Therapien nicht kontinuierlich durchgeführt werden können.

> **Nicht selten erlebten wir bei Patienten in den Remissionsstadien nach Jahren eine Regulierung des Muskeltonus – Abbau des rigiden Bewegungsmusters, die Extremitäten waren aber inzwischen total deformiert.**

Spasmus lösen

Nach Korrektur des Fußgelenkes in die Dorsalflexion die Zehen im Grundgelenk strecken, dabei den Vorfuß in eine leichte «Supinations»-Stellung bringen. Bei diesem Vorgehen ist wieder die Dehnung der Achillessehne von Bedeutung (spasmushemmende Wirkung).
Danach lassen sich auch die Zehen vorsichtig strecken. Die Füße sollten bei jeder Umlagerung auf diese Weise korrigiert und gelockert werden.

Lagerung (s. Abb. 13)

Füße in korrigierte Stellung lagern, u.U. in die Orthese einlagern, gegenlagern (mit Sandsäcken, Lagerungsblöcken), dabei auf eine flexible ‹Fußstütze› achten, d.h., den Bettverkürzer auch als solchen einsetzen und zur Korrektur des Spitzfußes einen Schaumstoffblock oder ein spezielles Lagerungskissen verwenden. Gute Dorsalflexion, bei leicht gebeugtem Knie, im Fußgelenk beachten; die Ferse liegt frei – Druckentlastung.

Hinweis

Bei langjähriger Pflegesituation, mit zunehmendem Alter, Bewegungsmangel, Spastizität kommt es verstärkt zu Osteoporosen und damit zur Neigung von Frakturen und Luxationen.
Sowohl Pflegeteam als auch Therapeuten/Ergotherapeuten müssen sich im gelenkschonenden Arbeiten üben. Ein rasches, ruckartiges, unkontrolliertes Vorgehen, z.B. beim Umlagern, An- und Ausziehen, Umsetzen vom Bett in den Rollstuhl u.ä. führte schon zu manch komplizierter Fraktur oder Luxation.

Empfehlung

Trotz oder gerade aufgrund dieser Ausführungen den Fachtherapeuten befragen, um sich von ihm ein gelenkschonendes Arbeiten – am jeweiligen Patienten orientiert – vermitteln zu lassen.

4.4.3 Seitlagerung

Die Seitlagerung gehört inzwischen mit zu dem auch in Pflegeeinrichtungen üblichen Lagerungssystem. Sie dient der:
● Dekubitus-Prophylaxe und -Behandlung
● unterstützt die Atmung, da Sekrete aus dem Mund ablaufen können
● hemmt spastische Bewegungsabläufe
● korrigiert Fehlhaltungen
● vermittelt neue Sicherheit im Raum-Lage-Empfinden
● Erweiterung des Gesichtsfeldes (Blickwinkel).

Spasmus in den einzelnen Körperabschnitten **lösen** wie bisher beschrieben.

Lagerung

Auf Abduktion der Beine achten, den/das oben aufliegende/n Arm/Bein unterlagern, dabei wird das oben aufliegende Bein so gelagert, daß Trochanter (Hüfte), Knie und Fußgelenk eine horizontale Ebene im 90°-Winkel bilden. Abduktion, Außenrotation und Elevation in Schluter, Flexion oder Extension in Ellenbogen. Zusätzlich die beschriebenen Aspekte der Hand-/ Armlagerung beachten. Die aufliegende Schulter (unten) etwas vorziehen,

den untenliegenden Arm abduzieren gestreckt, außenrotiert oder abgewinkelt (nach oben) neben den Kopf ablegen. Den Kopf mit einem kleinen Kissen (Schulter liegt frei auf!) unterlagern.
Ein fester Schaumstoffblock zwischen dem Bettgitter und dem Rücken des Patienten verhindert ein Zurückfallen in die Rückenlage und vermittelt dem Patienten gleichzeitig Sicherheit.

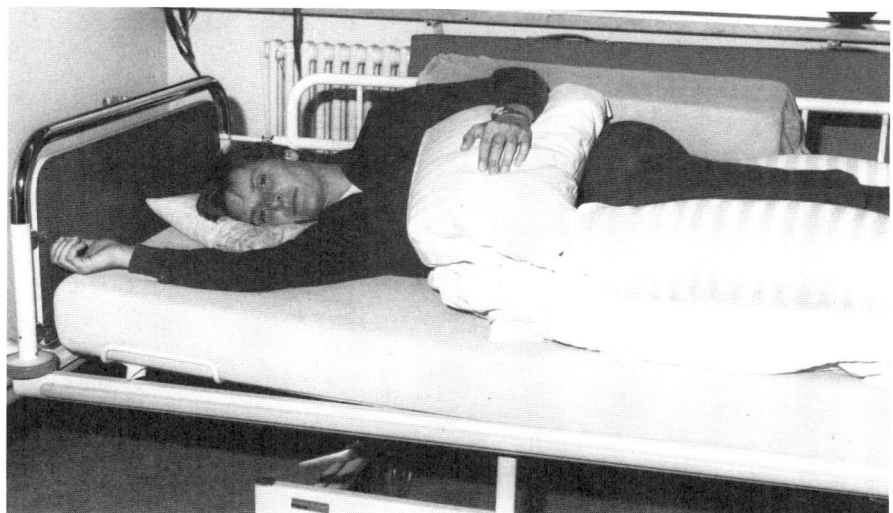

Abb. 14: Bei leichter Spastizität kann (sollte) auf eine Handlagerung verzichtet werden.

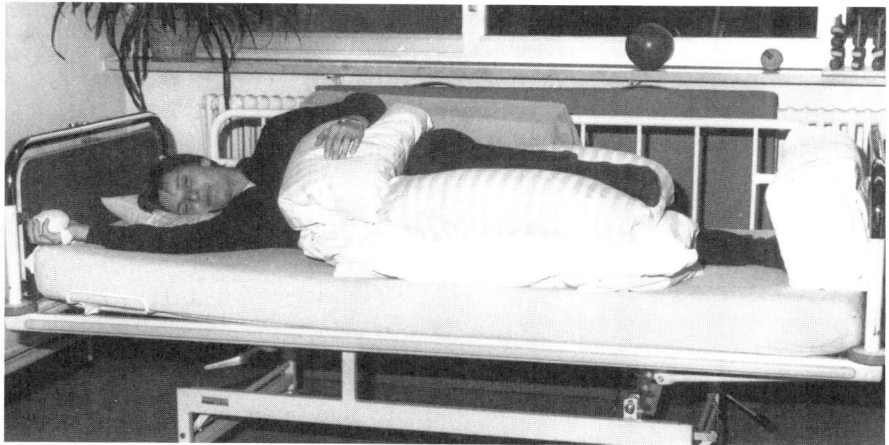

Abb. 15: Gesamtes Lagerungsschema.

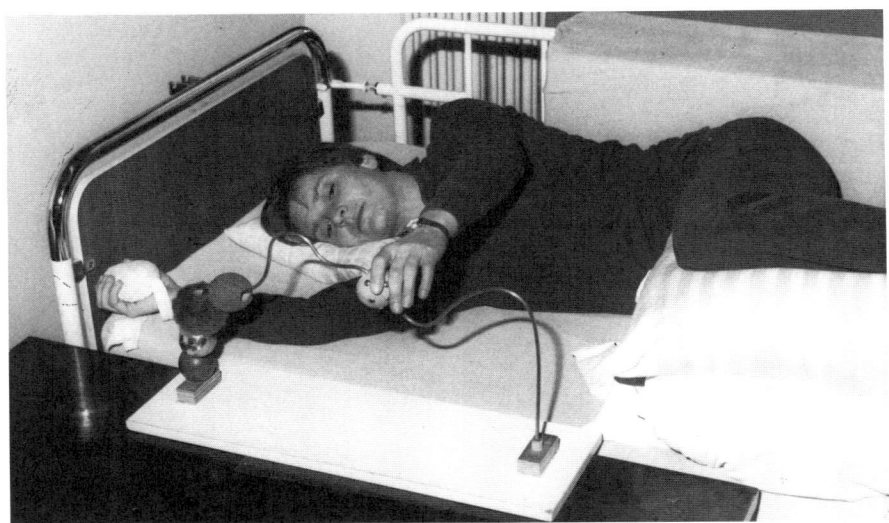

Abb.16: Mobilisation von Schulter, Arm u. Hand; bei gleichzeitigem Wahrnehmungs- u. Sensibilitätstraining in Seitlagerung.

4.4.4 Bauchlagerung

In der Spastikbehandlung gehört die Bauchlagerung zu den therapeutisch wirksamsten Lagerungsformen, bes. bei einem «Beugemuster».

Zielsetzung

- Entlastung des Gesäßes
- Extension der Wirbelsäule mit entsprechender Korrektur von Kopf und Schulter (z.B. bei Skoliose)
- Dehnung in HWS, Schulterblatt, Schulter hemmt (löst) spastischen Bewegungsablauf
- bahnt, stabilisiert Kopfkontrolle
- unterstützt Therapie bei Raum-/Lagestörungen
- kräftigt HWS, Schulter-, Brust- und Armmuskulatur, z.B. bei zusätzlichem Angebot von Beschäftigungen.

  Gleichzeitiges Beüben der Wahrnehmung:
  - Kleisterpapier, Rasierschaum
  - Reißmosaik, Wachsmalbatik
  - Puzzle, Collagen, Sandbilder
  - einfache Drucktechniken etc.
  - Einnehmen einer Mahlzeit.

Vorsicht

Bei starker Spastik (auch Ataxie) mit Intensionstremor den Einsatz feinmotorischer Tätigkeiten vermeiden.

Formen der Bauchlagerung

Auf der Matratze/Matte: Bleibt der Patient in seinen Bewegungsausmaßen ohne Einschränkungen, so kann die Bauchlagerung ohne Hilfsmittel geschehen. Vorher Spasmus lösen.

Lagerung

Zur Entlastung anfangs unter den Brustkorb ein kleines Kissen oder einen flachen Keil legen. Die Arme abduzieren mit leichter Beugung im Ellenbogengelenk, vor dem Körper ablegen. Die Daumen abduzieren, die Finger strecken, auf die Unterlage ablegen (Abb. 17).
Den Kopf mit dem Gesicht zur Seite auf kleinem Kissen ablegen. Bei Seitendominanz in die Gegenrichtung lagern – z.B. Skoliose.
Bei starkem Speichelfluß hier besonders auf entsprechende Unterlagen achten.

Untere Extremitäten

Ein Abduktionskissen oder einen Keil zwischen die Beine legen, die Hüften evtl. gegenlagern. Spitzfußprophylaxe: entfernt man den Fußteil des Bettes,

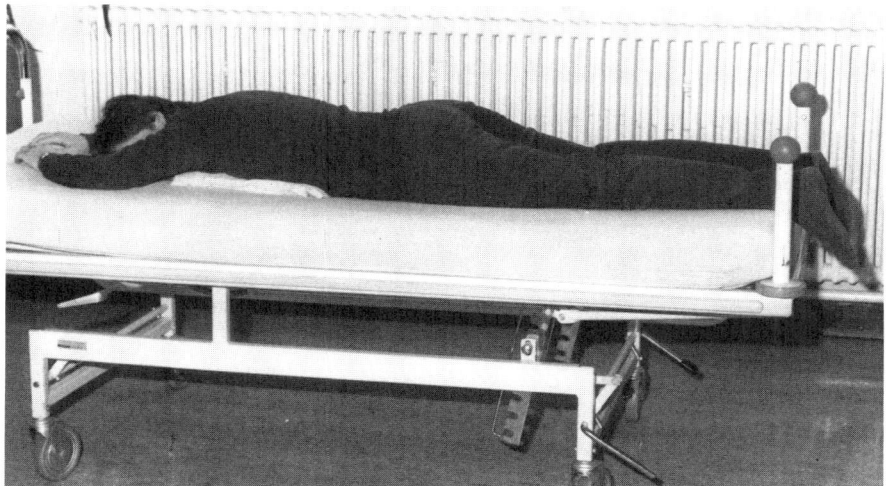

Abb. 17: Bauchlagerung auf der Matratze, Füße liegen frei → zwei bis drei Finger breit über dem Fußgelenk. Spitzfußprophylaxe.

lassen sich die Füße des Patienten über die Matratze legen, wobei eine optimale Streckung in Hüfte und Knie gewährleistet ist (Abb. 17).

Über der Matratze/Matte

Wird das Kopfteil des Bettes entfernt, der Patient bei Beginn der Kopfkontrolle bis zur Achselhöhe vorgezogen (gelegt), hängen Schultergürtel und Kopf frei. Mit diesem großen Bewegungsradius kann der Patient verschiedene Beschäftigungsangebote annehmen und durchführen. Vielleicht findet sich ein alter Tisch, dessen Höhe sich (z. B. durch Verkürzen der Beine) so einstellen läßt, daß der Patient seine Arme, bei angewinkeltem Ellenbogen, nach unten darauf ablegen kann (Abb. 18a).

Der Patient kann sich abstützen, hat aber gleichzeitig eine optimale Arbeitsfläche. Bei noch mangelnder Kopfkontrolle erhält der Patient die Möglichkeit seinen Kopf zur Entspannung auf einem vor ihm liegenden Schaumstoffblock abzulegen.

Untere Extremitäten

Abduktionskeil, Hüfte evtl. gegenlagern, Unterschenkel leicht unterlagern (Spitzfuß).

Lagerungskeil

Eine Lagerung über den großen Lagerungskeil bietet im Rahmen der ergotherapeutischen Behandlung eine gute Ausgangsposition.

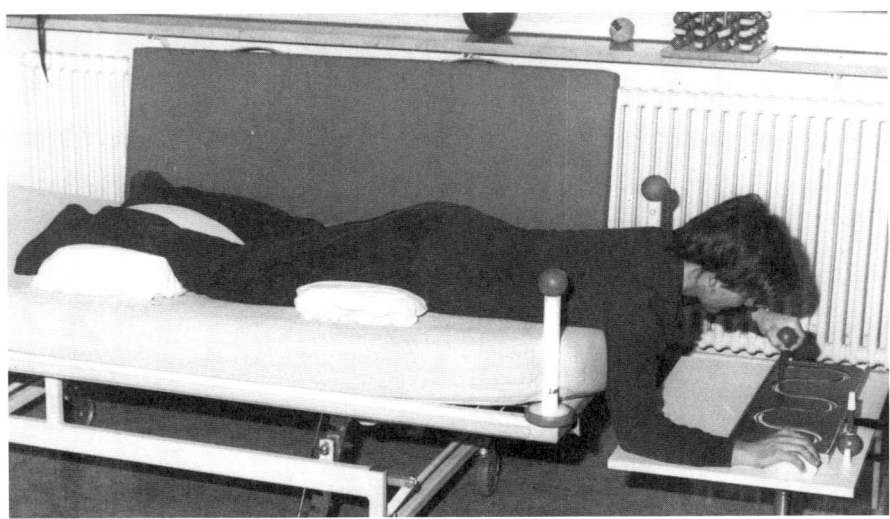

Abb. 18a: Bauchlagerung über die Matratze hier mit Unterlagerung der Unterschenkel zur Spitzfuß- u. Dekubitusprophylaxe bei gleichzeitigem Beschäftigungsangebot.

Die Patienten zeigen sich nach einer kurzen Gewöhnungsphase recht motiviert. Alle Lagerungskriterien entsprechen der bisher beschriebenen Bauchlagerung.
Bei großen Patienten muß hier evtl. die Beinlagerung besonders überlegt werden. (Kap. Arbeitsplatzgestaltung, Abb. 23)

4.4.5 Besondere Hinweise zu diesem Thema

- Lagerungszeiten auf den einzelnen Patienten abstimmen, mit dem Arzt, auch dem Krankengymnasten oder Ergotherapeuten absprechen und Lagerungszeiten in das Berichtssystem eintragen (gewährleistet Kontinuität!)
- Lagerung korrigieren – innerhalb der Lagerungszeit
- Patienten beobachten:
  - eigene Bewegungsmöglichkeiten
  - Atmung/Kreislauf
  - kommunikative Fähigkeiten, Ruf-/Klingelzeichen vereinbaren
  - Eine Lagerung ist nie absolut, sie wird sich immer wieder neu den Bewegungsmöglichkeiten, dem Allgemeinzustand des Patienten anpassen müssen
- Die Lagerung spastischer Patienten sollte immer in Absprache mit den zuständigen Fachkräften (Krankengymnast, auch Ergotherapeut) in Anlehnung an das Bobath-Konzept geschehen.
- Besonders bei Kleinkindern in der Frühphase Krankengymnastin mit Voitha-Ausbildung einbeziehen.

Beschreibung der Bobath-Behandlungskonzeption

Das sog. Bobath-Behandlungskonzept (benannt nach dem Ehepaar Dres. Bobath) basiert auf der Grundidee, in der Behandlung «normalere» Haltungs- und Bewegungsmuster (-funktionen) zu erzielen. Es sollen dabei die zunächst überstarken, enthemmten pathologischen Bewegungsmuster gehemmt werden.
In Jahren praktischer Tätigkeit sowie durch Beobachtungen entwickelte das Ehepaar Bobath zahlreiche Techniken und Behandlungsverfahren zum Abbau abnormer Haltungsreflexe mit dem Ziel eines Aufbaus gesünderer Bewegungsabläufe. Die Arbeit auf dieser experimentellen Ebene begann etwa ab 1948, bezog sich aber anfangs ausschließlich auf den hemiplegischen erwachsenen Patienten. Erst danach konzentrierte sich diese Therapieform auch zunehmend auf das zerebralparetische Kind.
Die Arbeitsweise zielte auf eine ganzheitliche Behandlungsmethode, in die gleichermaßen Eltern, Erzieher, Heilpädagogen sowie Therapeuten unterschiedlicher Fachdisziplinen einbezogen werden: außer der Krankengymnastin z. B. auch die Logopädin, die Ergotherapeutin.
Während meiner Tätigkeit als Bobath-Ergotherapeutin konnte ich erfahren, daß die spastischen oder rigiden Bewegungsmuster des apallischen Patien-

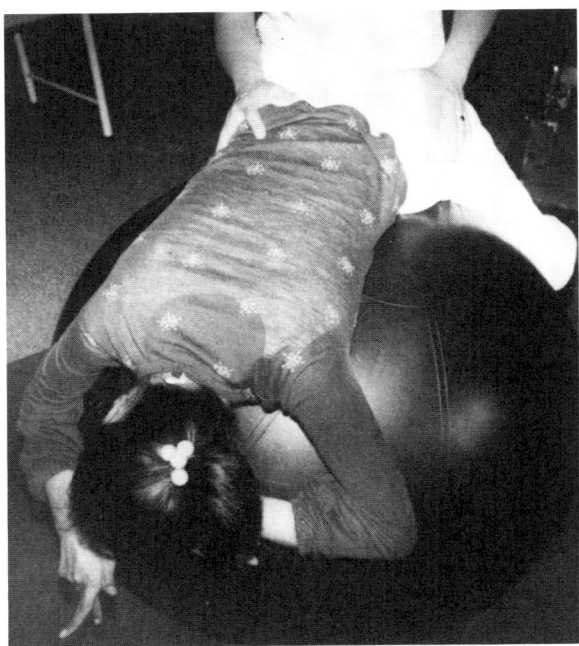

Abb. 18b: Patientin im dritten Remissionsstadium mit schwerer Tetra-Spastik (Beuge-Muster) und Raumlage-Störung. Es bestehen bereits erhebliche Bewegungseinschränkungen der proximalen und distalen Gelenke.

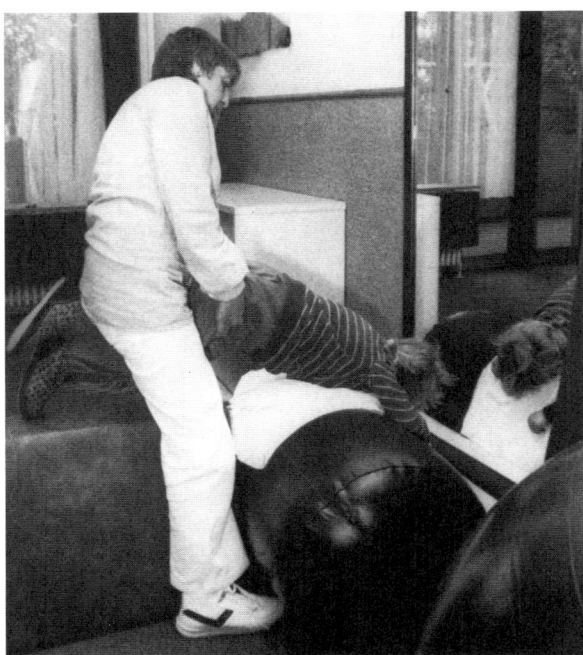

Abb. 18c: Apallisches, zehnjähriges Kind, ebenfalls mit schwerer Tetra-Spastik (Beuge-Muster) und einer chronisch-obstruktiven Bronchitis.

ten, bzw. in seinen Remissionsphasen, z.B. über eine spezielle Lagerungs-
methode (s. Kap. Lagerungen) sehr positiv beeinflußt werden. Zu einem
späteren Zeitpunkt bieten sich dann Übungen in verschiedenen Ebenen an

— auf der Rolle (Abb. 18c)
— auf dem Spastiker-Ball (Abb. 18b)
— auf der Matte
— auf der Reitsitzbank
— in der Hängematte.

Es lassen sich so pathologische Reflexe hemmen und gesündere neu an-
‹bahnen› (inhibieren – fazilitieren).

Lagerungshilfen

— Sandsäcke
— Spezielle Lagerungskissen
— Schaumstoffteile/-keile mit festem Kern
— Schaumstoffbälle/-rollen
— Reis-/Bohnensäckchen
  (Bohnen/Reis z.B. in einen Waschhandschuh füllen, gut vernähen, in
  ein Stülpa einziehen; so läßt sich der gefüllte Waschhandschuh an der
  Hand des Patienten fixieren. Bohnengefüllte Waschhandschuhe sind
  mit Inhalt bei 30° waschmaschinenfest.)
— Lagerungsorthesen
— Liegeschalen
— Pelottenbetten
— Orthopädisches Schuhwerk

(s. Kapitel Schienenversorgung)

Firmen

Über den Verband für Ergotherapeuten (Beschäftigungs- und Arbeitstherapie) sind Hilfsmittelkataloge zu beziehen.
Man findet in diesen Katalogen diverse Firmenangaben und Bezugsquellen
für den gesamten Hilfsmittelbereich.

4.5 Wahrnehmung und Anbahnung einer Kommunikationsebene

«Die Wechselwirkung zwischen Umgebung und Individuum erfordert ‹on-
takt, was gleichbedeutend ist mit Berührung. Dies wird ermöglicht durch das
taktil-kinästhetische sensorische System.

Weder Sehen noch Hören reichen dazu aus, sondern die taktil-kinästhetischen Informationen sind von grundlegender Bedeutung, nicht nur für das menschliche Bewegungsvermögen, sondern auch für den Aufbau der Denk- und Empfindungsfähigkeiten.»

E. Affolter/M. Feldkamp

Daraus läßt sich ableiten, daß die Begegnung zwischen Umwelt und Individuum erst die Voraussetzung für ein Lernen und Sich-entwickelnkönnen ist.
Die Wahrnehmung beinhaltet alle die Funktionen, die benötigt werden bei der Aufnahme und Weiterleitung von äußeren Eindrücken. Dazu gehören sowohl sensorische Einflüsse als auch höhere Organisations- und Speichersysteme mit der Fähigkeit von: Reizaufnahme – Weiterleitung – Filtrierung – Wiedererkennen – Speichern – Assoziieren – Reproduzieren.
Diese sehr komplexen Wahrnehmungsvorgänge lassen sich nur durch Beobachtung bestimmen, z. B.: Wie bewältigt ein Patient die ihm gestellten Aufgaben? Sie gibt Aufschluß über den jeweiligen Entwicklungsstand.
In der Frühphase der Remission nach einem apallischen Syndrom, etwa auf der primitiv-psychomotorischen Stufe, beginnt der Patient wieder eine Beziehung zu seiner Umwelt herzustellen. Das Gehirn ist in der Lage, funktionelle Mechanismen einzusetzen, die eine «Wiederherstellung» ermöglichen. Je früher und komplexer nun hier ein gezieltes Therapieprogramm einsetzt, desto umfassender können Wahrnehmungsfunktionen geweckt und zweckmäßig koordiniert, bzw. auch kompensatorische Mechanismen beübt werden.
Sensorische und taktile Reize werden recht bald wieder wahrgenommen und oft schon zueinander in Verbindung gesetzt. So sucht der Kranke z. B. nach der Quelle von Geräuschen und lauscht ihnen nach. Seine Reaktionen laufen jetzt noch ungezielt ab und äußern sich in Form von Primitiv-Schablonen:

• Massenbewegungen
• Schmatz-, Kau-, Saug- und Leckbewegungen
• tiefes Gähnen
• «Brust-Suchen»
• Greifreflex, Nachgreifen.

So werden unangenehme Geräusche mit Erschrecken und Abwehrbewegungen registriert, wobei den Patienten Bekanntes oder Vertrautes entspannen, beruhigen kann. Der zuvor motorisch unruhige Kranke beginnt in Gegenwart seiner Angehörigen u. U. sogar einzuschlafen.
Berührungen der Handinnenfläche sowie der perioralen Zonen können Schmatzbewegungen auslösen, über die evtl. Nahrungsaufnahme bedingt möglich sein kann, allerdings noch unkontrolliert und reflektorisch.

Das Hautsystem wird taktil-kinästhetische Wahrnehmungsstörunge n aufzeigen

- Angst vor Berührung – Abwehrbewegungen
- Angst vor Stellungs- und Lagewechsel (betrifft zunächst besonders die Pflegesituation)
- Massenbewegungen – eine eingeleitete Bewegung wird mit einer Aktion des ganzen Körpers beantwortet
- Orale Schablonen
- Extreme Reaktion auf thermische Reize, z. B. während der Ganzwaschung!

Der therapeutische Ansatz kommt hier in der sensorischen Reizsetzung zum Tragen. Dabei zeigt sich, daß den Reizen, die über das Hautsystem und den Vestibularapparat weitergeleitet werden, ein hoher Stellenwert zukommt. Funktionen und Informationen, die über Auge und Ohr aufgenommen werden, scheinen anfangs noch weniger bedeutsam zu sein. Intensive, zielgerichtete Pflegemaßnahmen, unterstützt durch therapeutische Behandlungsverfahren, sollten schon im Frühstadium ihre besondere Beachtung finden.
Im Rahmen der Grund- und Behandlungspflege laufen sie oft noch unbewußt bzw. unreflektiert ab.

4.5.1 Taktil-kinästhetische Wahrnehmung

Ausfälle im somato-sensorischen Kortex (Hirnrinde) mit sensiblen Paresen

Hypersensibilität – oft im Zusammenhang mit Spastizität

- Bewegungsängste, wenn die Haltung des Patienten durch eine Fremdbewegung verändert wird: z. B.
- beim Baden
- Umlagern
- auf dem Wasserkissen
- beim Heben, Tragen (Hoyerlifter)

Reaktion des Patienten

- Weinen/Schreien
- Erbrechen
- ängstliches Festklammern
- Abwehrverhalten
- Schlägt bei Kontaktaufnahme nach anderen, um längere Berührung zu vermeiden
- Hektisches, unüberlegtes Handeln, immer verbunden mit einem Angstverhalten

- An- und Auskleiden, Zähneputzen bedeuten für diese Patienten ein Greuel
- Verharren lange in sog. Bewegungsschablonen, weil sie sich motorisch nicht anpassen können
- Hand-Hand-, Hand-Auge-Koordination ist gestört, weil der Patient nicht tastet, fühlt oder seiner/einer Bewegung nicht nachschaut
- Heftige Abwehr beim Essengeben, bei der Mundpflege → hypersensible orale und periorale Zone.

Zu einem späteren Zeitpunkt (weil unbehandelt geblieben) kommt es bei hypersensiblen apallischen Patienten meist zu folgenden Reaktionen

- die Kranken laufen ziellos herum und fallen oft hin
- sie wirken ungeschickt, «roboterhaft»
- ratlos, ängstlich agitiert in Situationen, die ihnen nicht mehr/weniger vertraut sind, bei allem Neuen
- Gestört sind Körperschema, -begriff und Körperbild
- Gegenstände werden ohne Augenkontrolle nicht erkannt (Ausfälle im Bereich der Stereognosie)
- Raum-Lage-Störungen mit Abwehr und Angst bei Bewegungsaufträgen.

Störungen der Hyposensibilität, besonders bei hy**po**tonem, gelegentlich aber auch hy**per**tonem Bewegungsverhalten

- die Patienten wirken bewegungsarm, träge; einmal jedoch in Bewegung gesetzt, tritt eine massive Bewegungsunruhe auf, wobei Gefahren nicht erkannt werden
- keine/kaum Reaktion auf Tast- und Berührungsreize; durch eine gewisse Schmerz**un**empfindlichkeit besteht für diese Kranken eine erhöhte Verletzungsgefahr
- die Patienten reagieren auf **grobe**/harte Reize, stoßen deshalb oft an, schlagen den Kopf gegen die Wand, auf die «Bettschere»... (nicht zu verwechseln mit Hospitalismus)
- Gestörte Körperwahrnehmung in Bezug auf Raum und Schwerkraft
- Provozieren und lieben Geräusche, werfen das Geschirr, Spielmaterial u.a. auf den Boden, rhythmisches, aber stereotypes Klopfen auf die Tischplatte u.ä.m.
- beobachten interessiert grelle Farben, besonders glitzerndes, glänzendes Material (Metall, Alufolie, blinkende Mobile etc.)
- Reagieren auf starke Gerüche; deshalb oft Kotschmieren, schnuppern an der Pflegerin etc.
- diese Patienten stecken aber auch gerne alles in den Mund – auch «Nicht-Eßbares»! Hier besteht **Aspirationsgefahr!** Ebenso stecken sie ihre Finger in den Mund (verstärkt den Speichelfluß)

Zu den Behandlungsansätzen in Pflege und Therapie zunächst einige grundsätzliche Hinweise

— Entscheidender noch als das Material, das Medium, ist die Dosierung des eigentlichen Behandlungsverfahrens, der Pflegeaktion im Hinblick auf eine sensibilisierende bzw. desensibilisierende Maßnahme.
— Alle von außen gesetzten Reize sind sorgfältig auf das Berührungsempfinden des apallischen Patienten abzustimmen und entsprechend behutsam zu steigern. Es besteht auch die Möglichkeit, daß der gleiche Patient auf den gleichen Reiz einmal übermäßig, dann wieder kaum reagiert. Hier wird vom Pfleger oder Therapeuten ein flexibles Einstimmen auf das jeweilige Befinden des Patienten erwartet. Sollen vom Patienten neue, zusätzliche Stimuli aufgenommen werden, ist ein geduldiges, ruhiges Verhalten seitens des Therapeuten für den Patienten hilfreich.
— Bei einem Sensibilisierungstraining (auch Desensibilitätstraining) sollten folgende Kriterien Beachtung finden:
  • Die Intensität einer Reizsetzung: dabei darf die Reizschwelle des Patienten nicht überschritten werden:
  z.B. durch die Lautstärke der Radiomusik, ihre Tonhöhe und -qualität, die Druckstärke bei einem Stimulus durch die Massagebürste u.ä.; Gestik oder Mimik des Patienten geben uns hier oft Aufschluß.
  • Entscheidend sind ferner Dauer und Tempo einer stimulierenden Maßnahme. Kürzere oder längere Pausen geben u.U. die Möglichkeit, die begonnene Aktion zu wiederholen.

Sensibilisierende bzw. desensiblisierende Behandlungsverfahren werden sich in der Regel über einen längeren Zeitraum erstrecken Der Therapeut/Pfleger muß jetzt in der Auswahl der stimulierenden Materialien variabel sein, um beim Patienten keine Monotonie aufkommen zu lassen.

Behandlungsansätze in Pflege und Therapie

Ganzwaschung/Baden

— Abfrottieren, fönen
— Einlegen einer Sprudelmatte in die Badewanne
— Einbeziehen einer Massagebürste (beginnend an den Extremitäten von proximal nach distal)
— Temperatur des Badewassers auf das evtl. gestörte Temperaturempfinden des apallischen Patienten abstimmen.

Zielsetzung

— Regulierung der Bewegungs-, Berührungs- und Temperaturempfindung

- Gleichzeitiges Beüben des Sprach- und Aufgabenverständnisses
- Darüber hinaus wirken diese Maßnahmen durchblutungsfördernd und
- tonusregulierend → bei Spastizität: Herabsetzung der Muskelspannung.

Mundpflege mit Stimulation der perioralen und oralen Zonen

- Geeignet sind hier die elektrische Zahnbürste sowie die Munddusche
- Bei Beißreflex sollte eine gezielte Mundtherapie vorgeschaltet werden, die sich hier nur auf Massagen des Zahnfleisches und der Wangeninnenfläche beschränkt;
  - bewährt haben sich dabei die großen Q-Tips oder ein Tupfer um den Finger des Therapeuten gewickelt (s. Kap. 4.3.2)

In einer solchen Situation empfiehlt es sich, eine Ergotherapeutin oder Logopädin einzubeziehen.

An- und Auskleiden sensibilitätsgestörter Patienten

Es ist sehr wichtig, den apallischen Patienten so früh wie möglich in alle Aktionen, die an seinem Körper geschehen, einzubeziehen; vom Patienten selbst geplant, erzeugen sie weniger Angst. Auf diesem Gebiet läßt sich der apallische Patient besonders gut und schon in einer sehr frühen Remissionsphase ansprechen. Zunächst werden alle Tätigkeiten, die am Körper des Patienten ablaufen, verbal begleitet. In der frühen Remissionsphase lassen sich oft schon stereotypablaufende Bewegungsschablonen durchbrechen und in einen gezielten Bewegungsablauf umlenken: «aus einer ‹Nestelbewegung› an seiner Kleidung könnte der apallische Patient mit Handführung durch den Pfleger das gezielte Auf- und Abstreifen seines Pulloverärmels lernen und, statt den Waschlappen in den Mund zu stecken, mit Handführung sich sein Gesicht zu waschen.» Etwa von der dritten Remissionsstufe an beginnt der Patient, einfache Aufträge zu verstehen, etwa: «Bitte geben Sie mir ihre Hand/Arm» (abwarten); oft leitet der Patient schon eine entsprechende Bewegung ein, streckt vielleicht die Finger, die Hand, schaut den Therapeuten/Pfleger an und verfolgt das noch innerhalb seines Gesichtsfeld liegende Tun. Ein ‹Selbsthilfeprogramm›, jeweils am Remissionsstand des Patienten orientiert, kann so schon zu einem recht ‹frühen› Zeitpunkt geplant/ begonnen werden.

Zielsetzung

- Regulierung der Bewegungs- und Berührungsempfindung
- Beüben von Körperbild, Körperbegriff und Körperschema bei gleichzeitiger Förderung der Hand/Hand und Hand/Auge-Koordination sowie des Sprach- und Aufgabenverständnisses.

An- und Auskleiden hier im Hinblick auf die Spastizität folgendes beachten:

Berührungsreize führen bei vorliegender Spastizität und damit oft auch Hypersensibilität zu einer Intensivierung der pathologischen Tonuserhöhung.

Ankleiden Oberkörper – Hemd, Pullover...

- Spasmus lösen
- mit der weniger beweglichen Extremität beginnen
- danach folgen die «gesunde» Seite sowie der Kopf.

Ankleiden Unterkörper – Hose oder dgl....

- Spasmus lösen
- die in Hüfte und Knie gebeugten Beine, Füße (besonders bei Streckspasmus) auf die Unterlage aufstellen. Auf diese Weise läßt sich ein erneut einschießender Spasmus vermeiden
- Hose über die Beine streifen
- den Patienten nach rechts und links abkippen, dabei die Hose weiter über das Gesäß ziehen, die Beine/Hüfte hierbei in Beugestellung belassen
- Strümpfe, Schuhe, Lagerungsorthesen (siehe unter Lagerung).

Auskleiden

- Spasmus lösen
- gegengleich, d.h., mit der beweglicheren Seite beginnen, es folgt der Kopf und dann erst die stärker behinderte Seite.

Bei starker Spastizität mit schwerer Kontrakturbildung empfehlen sich Kleidungsstücke, die sich vorne öffnen/schließen lassen.
Bei jedem Vorgang die Körperteile, die Reihenfolge sowie Art und Farbe der Kleidungsstücke benennen oder beschreiben lassen.

Begleitende Maßnahmen durch die Ergotherapie

Hier bieten sich alle der Ergotherapeutin bekannten Behandlungsverfahren an: z.B. zur Stimulation basaler Fähigkeiten. Darüber hinaus wird sie die für den Patienten wieder erreichbaren Schritte zur Selbsthilfe erkennen und therapeutisch nutzen; ebenso aber auch alle Ansätze kommunikativer Leistungen. Diese lassen sich – hier möglichst in Absprache mit der Logopädin – in alle Therapieprogramme integrieren.

Apraxie

Erinnern möchte ich in diesem Zusammenhang an den großen Themen-komplex der Apraxien.

Gelingt es dem Patienten, im Verlauf der Remissionsstadien auch kompli-zierte Handlungsaufträge zu verstehen und können Störungen der Tiefen-sensibilität sowie eine Demenz ausgeschlossen werden, sind eindeutiger differenzierte Beeinträchtigungen der Hirnleistung, wie die einer Apraxie abzuklären.
Die Apraxie wird als eine Störung in der Zuordnung von Einzelbewegungen zu komplexen, logischen Bewegungs- und Handlungsfolgen beschrieben.
Beispiel: Ein Patient in der Remissionsphase erhält den Auftrag, sich aus einer kleinen Kaffeekanne den Kaffee in seine Tasse zu gießen:
Der Patient stellt seine Tasse daraufhin umgekehrt auf die Untertasse, fingert dann verlegen an der Kaffeekanne herum und beginnt schließlich daraus zu trinken.
Uns gelang es bisher nur in einem Fall, diese Apraxie-Form klar zu dia-gnostizieren. Sehr oft jedoch werden derartige Ausfälle durch Störungen — wie oben geschildert — sowie durch schwere motorische Behinderungen verdeckt.
Zu einem ausführlichen Studium der Apraxie möchte ich wieder auf die im Anhang empfohlene Fachliteratur hinweisen.

In der Spastikbehandlung versucht die Ergotherapeutin in Zusammenarbeit mit der Krankengymnastin spastische Bewegungsmuster zu hemmen, um mögliche gesunde Bewegungsabläufe erkennen und fördern zu können (inhibieren — faszilitieren).
Übungsvorschläge, die sich besonders schon in der frühen Phase des apallischen Syndroms durchführen lassen und modalspezifische Sinnes-leistungen fördern.

Hautreize setzen (taktile Stimulation)

- Bürsten (grobe/feine Bürste), mit grober Bürste von proximal begin-nend, in kreisenden Bewegungen, auch
- unterschiedliche Materialien — von Sandpapier, Sisal, Frottee ausge-hend zu Materialien wie Fell, Samt übergehend
- Arbeiten mit Rasierschaum (wenn orale Zonen einbezogen werden: Schlagsahne), Bewußtmachen von Handfläche, Handrücken, Fingern, Armen,
  (bei Spastizität zusätzlich Druck auf die ganze Handfläche ausüben, Finger strecken, Finger, besonders den Daumen abduzieren.)
- Reissäckchen, Frotteerollen zur Handlagerung bei Faustschluß
- Spiele zur Sensibilisierung, auch Desensibilisierung in Erbsen-/Boh-nenwanne (Gegenstände darin verstecken).

Taktil-kinästhetische Wahrnehmung

Beübung des Bewegungsempfindens, der Koordination von Einzelbewegungen.

- Kugel‹bad›-Wanne (mit bunten Therapiekugeln)
- Sprudel-Matte in der Badewanne
- Hängematte – vorsichtig und zeitlich dosieren, den Patienten beaufsichtigen, da evtl. Erbrechen auftreten kann
- Bobath-Übungen auf dem
  - Ball (Spastiker-Ball)
  - Matte, Keil
  - Reitbank, Schaukelbrett – hier den Patienten gut fixieren.

4.5.2 Visuelle Wahrnehmung

Läsion: der Retina, Ausfälle der Assoziationsbahnen, des Kortex, der Gedächtnisfunktionen, des Vorstellungsvermögens.

Ausfälle

- **Gesichtsfeldeinschränkungen**
- **Figur-Grund-Störungen** – der Patient findet wichtige Details aus einem Ganzen nicht heraus, z. B. ein bestimmtes Kleidungsstück unter anderen
- **Störungen der räumlichen Beziehung** liegen vor, wenn Gegenstände zu sich oder zueinander nicht in Verbindung gebracht werden können.
- **Störungen der Formkonstanz,** wenn die Eigenschaften eines Gegenstandes (dazu gehören seine Lage, Form und Größe) vom Patienten unterschiedlich wahrgenommen werden
- **Störungen der Visuomotorik** sind zu beobachten, wenn ein koordiniertes Zusammenspiel zwischen Auge und Motorik ausfällt
- **Raum-Lage-Störungen** sind zu vermuten, wenn die Lage eines Gegenstandes nicht mehr in Bezug zum eigenen Körper gesetzt werden kann. Z. B. von mir aus gesehen: Liegt der Löffel auf dem Teller, unter dem Teller, vor/hinter dem Teller, rechts/links neben dem Teller?

Die visuelle Wahrnehmung läßt sich – ebenfalls als sensorische Störung – in der Frühphase durch ein gezieltes Training günstig beeinflussen. Gleichzeitig sollte in diesem Zusammenhang daran gedacht werden, eine evtl. Sehbehinderung oder Blindheit abzuklären (Augenarzt/Augenklinik). Die Qualität der visuellen Wahrnehmung ist zu diesem Zeitpunkt noch abhängig von der allgemeinen Bewußtseinslage, Belastungs- und Konzentrationsfähigkeit sowie den Funktionen der taktil-kinästhetischen Wahrnehmung.

In der zweiten bis dritten Remissionsphase sind etwa folgende visuelle Leistungen zu beobachten:

- Die Augen bleiben über längere Zeit geöffnet und reagieren auf Lichteinfall. Die Patienten versuchen schon, sich dieser Lichtquelle (z.B. Taschenlampe) zu entziehen durch Augenschließen, Kopfabwenden, Abwehrbewegungen, motorische Unruhe
- Personen und Gegenstände können für kurze Zeit fixiert werden, sofern sich diese im Gesichtsfeld des Patienten befinden
- Spiegel-/lichtreflektierende Mobile oder geräuscherzeugende, grellfarbige Gegenstände werden besonders gerne, lange und aufmerksam mit den Augen verfolgt
- Die Patienten beginnen bald, nach diesen Dingen zu greifen, zu schlagen – übrigens auch nach Personen – oft noch von Massenbewegungen begleitet
- Besuche von Angehörigen, Freunden bieten meist starken emotionalen Anreiz, über den ein Sehen – Hinsehen – Erkennen – Wiederkennen unterstützt wird.

Visuelle Stimulation – auch im Pflegebereich

- Patienten immer wieder erneut auffordern, Personen, Gegenstände mit den Augen zu fixieren:
  «Schauen Sie mich an!»
  «Schauen Sie auf den Löffel!» etc.
  «Frau/Herr…, schauen Sie zum Fenster/zur Tür/auf die Blumen!»
  (Hier Koordination von visueller und akustischer Wahrnehmung, für den Therapeuten kann dies Aufschluß über das Sprachverständnis des Patienten geben.)
- Arbeit mit Positionsleuchten, farbig, mit einem Wechsel von Licht- und Farbeffekten
- Kaleidoskop
- Seifenblasen, Luftballon (bewegen sich langsam und im Gesichtsfeld des Patienten)
- Übungen vor dem Spiegel (z.B. bei: Kopfkontrolle, Mund-Eß-Sprachtherapie, sofern vom Patienten akzeptiert!)
- Am Bett/«Bettgalgen» Gegenstände befestigen, nach denen der Kranke greifen mag:
  – bunte Bänder
  – Tücher
  – Glöckchenbänder
  – Luftballon etc.
  (starker Aufforderungscharakter!)
  Mit zunehmender Belastungsfähigkeit und Bewußtseinstätigkeit die Anforderungen steigern und mit Übungen zur «Hirnleistungssteigerung» verbinden.

4.5.3 Auditive Wahrnehmung

Störungen durch Läsionen

- der Hörrinde im Kortex
- des sprachlichen Gedächtnisses
- der Assoziationsbahnen
- der Hörbahn.

Gleichzeitig eine echte Hörbehinderung (Taubheit) abklären lassen.

Das komplette Zusammenspiel visueller, auditiver und sensomotorischer Funktionen läßt Ausfälle in diesem Bereich nur schwer voneinander abgrenzen.
Obgleich den Patienten nach unseren Erfahrungen sowohl taktile als auch akustische Reize schon in der frühen Rückbildungsphase erreichen – mit Abklingen des Coma vigile und zunehmender Bewußtseinstätigkeit – wird die Zusendung zunächst visuell, bald aber auch auditiv gesteuert. Hierbei kommt es zu einer Verknüpfung von visuellen und akustischen Reizen und damit zur Erkennung, Wiedererkennung und Reproduktion.
Nach einem apallischen Syndrom beginnt der Patient, seine Umgebung zu beobachten, sich bewegende Dinge und Personen mit den Augen zu folgen, Stimmen wiederzuerkennen und zu unterscheiden. Später gelingt es ihm, einfache Bewegungsaufträge zu verstehen und nachzuvollziehen. Z.B. «Schließen Sie die Augen!», «Drücken Sie meine Hand?» usw.
Geräusche, die für den Kranken eine Signalwirkung haben, lassen zunächst undifferenzierte Reaktionen erkennen.

Eine Unsicherheit oder Angst mögen sich etwa ausdrücken in

- ängstlichem Blick
- motorischer Unruhe, evtl. mit Zunahme der Spastizität sowie der
- Primitiv-Schablonen, auch Massenbewegungen
- vegetativen Symptomen:
  - Schwitzen
  - Gesichtsrötungen
  - beschleunigte Atmung
  - erhöhte Pulsfrequenz.

Andererseits empfängt der «apallische» Patient Stimuli, die ihn entspannen lassen.

Dies drückt sich dann etwa aus durch ein

- Entspannen der Gesichtsmuskulatur mit
- Schließen der Augen, evtl. Einschlafen und
- lockerer Gesamtmotorik
- *keine* zusätzlichen vegetativen Symptome.

Für den Pfleger/Therapeuten ergeben sich aus diesen Beobachtungen Rückschlüsse im Hinblick auf die therapeutische Vorgehensweise z.B. Teamabsprachen in Bezug auf mögliche Änderungen im Umgang mit dem Kranken

- Art und Weise der Ansprache
- ruhige, leise, dem Patienten zugewandte Pflege
- kein Türen-‹Knallen›
- keine unnützen Diskussionen zwischen den Pflegekräften *vor* dem Patienten
- Besuchsregelungen
- akustisches Umfeld beachten:
  - Telefon
  - Aufenthaltsraum
  - Musikauswahl und -dosierung (Länge und Lautstärke)

Hypersensible Patienten sind extrem geräuschempfindlich!

4.5.4 Musiktherapeutisches Angebot

Ausgehend von einer zunächst rezeptiven Form der Musiktherapie kann unter Aufbau und Stabilisierung der psychomotorischen Funktionen der Willkürmotorik zur aktiven Musiktherapie übergeleitet werden:

Rezeptive Form

- Musik hören, auch miteinander hören (Patient/Therapeut), dabei andere Geräuschkulissen weitgehend ausschalten
- Klang- und Tonerfahrung ermöglichen, erweitern: Tonhöhe, Tonlänge, Tonqualität.

Aktive Form

- Gemütsregungen, z.B. durch das musikalische Instrumentarium ableiten, ausdrücken lassen.
  - Eine stark rhythmische Musik, harte Klänge, Tonfolgen lösen im Kranken oft bewußte/unbewußte aggressive Spannungen aus, andererseits bewirken warme, tiefe Töne mit großem Klangvolumen positive Stimmungen.
- Affektive Reaktionen können provoziert und nonverbal ausgedrückt werden, z.B. in
  - akustischer Gestaltung von Situationen wie: Wasserfall, Gewitter, Sonne, Regen, Freude, Ärger, Wut;
    ein Spaziergang: marschieren, laufen durch das Gras, über eine Brücke, über einen Graben springen und vieles andere mehr.

— Sinn und Zweck ist:
das Wiedererkennen — als Voraussetzung zu neuen schöpferischen
Handlungen.

4.5.5 Kommunikation durch Bahnung tonaler Äußerungen (begleitend zur logopädischen Behandlung)

— ‹Brummen›, ‹Summen› kann vom Patienten an Kehlkopf und Brustbein
  mit den Händen erspürt werden, daraus erfolgt das
— Lautieren: hier z. B. ein Tonband einsetzen oder die Töne mit Rhythmus-
  instrumenten begleiten, Tierlaute, Geräusche nachahmen lassen, Echo-
  Spiele u. ä.

An diesen Übungen beteiligen sich die Patienten in der Regel gerne, sie
erfinden immer wieder neue Laute, freuen sich über die ersten eigenen Töne
und hören sich erfreut auf dem Tonband wieder.
Die einfachen tonalen (bzw. in der Pentatonik) und rhythmischen Weisen
eines Kinderliedes nehmen diese Kranken schon in der Frühphase auf, oft
beginnen sie sogar mitzusummen/-singen.
Daraus entwickeln sich rasch — bei intaktem Sprachzentrum, Sprachantrieb,
auditiver-visueller Leistung sowie oraler Motorik — einfache verbale Äußerungen, bald ganze Sätze.
Anderen Patienten gelingt es, sich über ein nonverbales Kommunikationssystem auszudrücken, etwa in Gestik oder/und Mimik.

— «Ja» — Hand fest drücken oder Augen einmal schließen.
— «Nein» — Hand zweimal drücken, oder die Augen zweimal schließen.

Eine gute Hilfe bietet die Buchstabentafel oder ein Kommunikator, aber nur,
wenn abzusehen ist, daß Sprache *nicht* mehr einsetzen wird (Rücksprache
HNO-Arzt, Logopädin).
Erste verbale Äußerungen setzen häufig in Zusammenhang mit Gemütser-
regungen ein. Sie wirken zwar noch ungeschickt, in einzelnen Fällen sogar
distanzlos (z. B. «Hau ab», «Komm her», «Aua», «Hunger» etc.), treffen aber
recht genau ihr Bedürfnis. Vorübergehend wiederholen sich diese Begriffe
im Sinne einer Echolalie. Andere Worte werden nachgesprochen: der eigene
Name, ein Gruß, eine Frage, ein Auftrag.
Diese Symptome verlieren sich mit zunehmender Wahrnehmungsfähigkeit,
es gelingen dem Patienten bald kleine Sätze in einem sinnvollen Zusammenhang.
Um dem Kranken die Orientierung zu erleichtern, empfiehlt es sich, im
Umgang mit ihm auf eine «erwachsene» Ansprache zu achten, selbst wenn
er noch gerne Kinderliedern zuhört oder diese singt.

Weitere Hilfestellungen bieten sich an, in Benennung von Wochentag, Uhrzeit, Datum, Informationen zum Tagesablauf/Therapiezeiten (Stundenplan), Informationen zu den einzelnen Pflegeverrichtungen. Dem Kranken fällt eine Verständigung dann leichter, wenn Fragen, oder auch Aufträge eindeutig und einfach formuliert werden, im Sinne einer geschlossenen Kommunikationsform.

Beispiel

«Geben Sie mir Ihre Hand!» — abwarten, bis der Auftrag erfolgt ist.
«Drücken Sie meine/Ihre Hand fest!» — wieder abwarten.
«Lassen Sie meine Hand wieder los!» — «Öffnen Sie Ihre Hand!» — abwarten
bis der Auftrag ausgeführt ist.
«Legen Sie Ihren Arm wieder auf Ihre rechte Seite!» — wieder abwarten, usw.

Diese und ähnliche Handlungsabläufe sind in ihrer gegenseitigen Koordination (visuelle-auditive Wahrnehmung) zunächst noch gestört, oft sogar in ihrer isolierten Funktion. Hinzu kommen motorische Probleme. Die Patienten geben das rasch zu erkennen durch Ermüdbarkeit und Konzentrationsschwäche (ein globaler Handlungsauftrag wird u. U. deshalb nicht vollständig durchgeführt, weil der Patient den Anfang der Information bereits wieder ‹vergessen› hat).
Der so überforderte Patient wird z. B. mit Unmutsäußerungen oder gar nach außen gerichteten Aggressionen reagieren: Ein Patient warf während der Mittagsmahlzeit seinen gefüllten Teller auf den Boden, ein anderer biß in die Behandlungsbank, ein dritter schlug eine noch unerfahrene Therapeutin.
Leidet der Kranke an einer aphasischen Problematik (Sprachstörung), entwickeln sich während einer Unterhaltung auch Mißverständnisse. Er versteht einige Worte aus dem Gesprächsinhalt nicht, benötigt längere Zeit, um sich an sie zu erinnern, wird unsicher, ängstlich und reagiert aggressiv.

Beispiel

Beim Essengeben bittet eine Altenpflegerin Frau ..., den Mund zu öffnen — gleichzeitig kommt sie mit dem Eßlöffel in das Gesichtsfeld der Patientin mit der zusätzlichen Information: «Vorsicht, das Essen ist heiß!»

Der komplexe Informationsgehalt mit Verknüpfung visueller-auditiver Wahrnehmungsinhalte bedeutet für den «apallischen» Patienten in den ersten Remissionsphasen eine deutliche Überforderung. Die Patientin vermochte darauf nur mit einer heftigen Abwehrbewegung zu reagieren. Sie schlug der Altenpflegerin den gefüllten Löffel aus der Hand. Diese reagierte, indem sie alles Geschirr auf das Tablett stellte und die Mahlzeit, mit den Worten: «Sie werden heute gewiß keinen Hunger haben» abbrach. Die Patientin begann zu weinen, sie fühlte sich unverstanden.

Derartige Situationen erübrigen sich **bei Berücksichtigung folgender Aspekte:**

Übungsmomente bedeuten für den Patienten eine Stimulation unterschiedlicher Wahrnehmungsbereiche und damit Anstrengung.
Bei allen notwendigen Stimuli ist auf eine Dosierung in der Reizsetzung zu achten, besonders, wenn sie dem Patienten unangenehm sind.

In die Praxis übertragen bedeutet das für den Pfleger/Therapeuten:

- Alle Trainingsvorhaben zeitlich zu strukturieren und über den Tag gleichmäßig zu verteilen – steigernd
- Beim Kontakt zum Patienten auf Blickkontakt achten, d.h., sich ihm ins Gesichtsfeld bringen (also nicht schon von der Tür aus ansprechen!)
- Ein Arbeiten nach sorgfältiger Vorbereitung, ohne Hektik und in voller Konzentration zum Kranken hin ermöglicht es ihm, sich auf sein Gegenüber einzustellen
  Handlungsabläufe werden besser wahrgenommen, nachdem sie dem Patienten bewußt gemacht worden sind
- Es erfordert sehr viel Geduld und Einfühlungsvermögen, soll es gelingen, Bewußtseinstätigkeit und -inhalte bei «apallischen» Patienten zu wecken. Da all ihre Reaktionen stark verlangsamt ablaufen, ist immer wieder eine abwartende Haltung Voraussetzung für den Aufbau jeglicher Art von Kommunikation
- Eine Therapie wird nur dann effektiv sein, wenn es gelingt, die Ausfälle der verschiedenen Wahrnehmungsfelder zu erkennen und alle Beobachtungen hierzu durch sorgfältige Berichtsführung zu dokumentieren.

Medien

- Plattenspieler – Schallplatten
- Kassettenrecorder, Tonbandgerät
- **Rhythmusinstrumente:**
  - Pauke
  - Rassel
  - Glocken, Schellenbänder
  - Triangel
- **Klanginstrumente:**
  - Metallophon, Xylophon – als Klangstäbe in Alt-/Baßtonlage (‹Bauch›-töne)
  - Schlitztrommel
  - Tonglocken
- Gitarre
- Flöten in Alt, Tenor, Baß
- Spieluhren – z.Z. des Coma vigile!
- ‹Klang›-Mobiles

Die Patienten bevorzugen meist einzelne Instrumente, treffen dann aber zunehmend eine differenziertere Musikauswahl.

Schallplatten/Kassetten

Vorerst Jazz, Rock, Pop-Musik ausschließen — wirkt tonuserhöhend!

Dafür Musik aus dem ‹Klassik-Programm› wählen, z.B. Telemann etc. Oder Volkstänze (Fidula-Verlag) und ‹moderne Klassik›, d.h. harmonische, weiche Rhythmen.

Kleine Anleitung zur Beübung der Gesichts- und Lippenfunktionen. Zur Unterstützung der Sprachanbahnung. (Zu diesem Zeitpunkt kann, sofern vorhanden, verstärkt eine Logopädin in das Therapieprogramm einbezogen werden.)

Lippen:

— Lippen zum Lachmund breitziehen (wie fauchende Katze).
— Lippen rund machen, dazu Finger rund um die Lippen legen (Schornstein, sch!)
— Kußmund: sch.
— Kußmund, Lachmund schnell im Wechsel u–i–u–i (wie Schornstein, Trichter).
— Unterlippe über die Oberlippe ziehen, Oberlippe über die Unterlippe.
— Gegenstände zwischen den Lippen halten (hier aber Bewußtseinslage beachten) z.B. Korken, Strohhalm u.ä.
— Kleine, große Glocke nachahmen: bim–bim–bim, bam–bam–bam, bim–bam–bom.

Spiele:

— Watte pusten aus der Hand.
— Pingpongball über die Tischplatte blasen.

Vorübung zum Pusten:

● Wangen aufblasen; mit beiden Händen gegen die Wangen schlagen, d.h. Lippenverschluß sprengen: Peter, Paul.
● Wangen nicht zu stark aufblasen: bim–bam–bom.

Später:

Saugübung (Patient muß gut trinken können und Aufforderungen nachkommen).
zu Beginn: kurzer, dicker Strohhalm (evtl. abschneiden) bei geringer Saugkraft,
später: langer, dünner Strohhalm, evtl. auch Konsistenz der Saugflüssigkeit verändern

Zur Beübung der Gesichtsmuskulatur (Facialisübungen)

Mund: 1. Mund spitzen mit geschlossenen Lippen
2. Mund spitzen mit geöffneten Lippen
3. Mund vorstoßen (Lippen nach vorn wölben, dabei Kinn hochziehen)
4. Backen ansaugen (Hasenmäulchen), wenn möglich Ober- und Unterlippe bewegen
5. Mund breit ziehen (in die Mundwinkel ziehen)
6. Mund breit ziehen mit geschlossenen Augen
7. Zähne zeigen
8. Oberlippe über die Unterlippe ziehen
9. Unterlippe über die Oberlippe ziehen
10. Kinn hochziehen, Oberlippe herunterziehen (Mund etwas offen lassen)
11. Backen aufblasen, Augen gleichzeitig schließen, Luft hin und her schieben
12. Ein großes O formen, darauf achten, daß der Mund weit offen ist, dann Lippen zusammenziehen zum kleinen O.

Nase: 13. Nase hochziehen (kraus ziehen)
14. Nase hochziehen, dabei Augen schließen
15. Nase **schnell** rauf und runter ziehen
16. Nasenlöcher größer machen, Nasenflügel bewegen

Augen: 17. Augen schließen und öffnen
18. Augen schließen, krankes Auge evtl. mit dem Finger zustreichen, nur einen kleinen Spalt öffnen und wieder streichen
19. Mit den Augen klimpern (blinzeln)

Stirn: 20. Stirn hochziehen
21. Stirn hochziehen, dabei Mund breitziehen
22. Dieselbe Übung mit geschlossenen Augen
23. Stirn drehen oder schnell rauf und runter und zur Mitte bewegen

4.6 Formen und Kriterien der Arbeitsplatzgestaltung

Bei Gestaltung eines Arbeitsplatzes innerhalb der therapeutischen Situation wird ausgegangen von der individuellen Gesamtbefindlichkeit des Patienten.

Diese richtet sich nach

- Belastungsfähigkeit
- seinen motorischen Möglichkeiten, Einschränkungen
- Bewußtseinsinhalt- und -tätigkeit
- Wahrnehmungsqualitäten.

Sie bestimmen unsere Überlegungen hinsichtlich einer günstigen Ausgangsposition für das geplante Behandlungsverfahren.

Darüber hinaus aber ist der Therapeut/Pfleger auch in die Struktur der jeweiligen Einrichtung, der Station und der therapeutischen Gemeinschaft eingebunden.

Unter diesem Aspekt können die Vorschläge für eine therapierelevante Arbeitsplatzgestaltung wieder nur ein grobes Raster, eine Orientierungshilfe darstellen.

4.6.1 Vom Bett aus – im Rahmen der allgemeinen Lagerung

Sitzen

Therapeutisches Angebot

- Eßtraining
- Wahrnehmungstraining
- Logopädie

Arbeitsplatzgestaltung Sitzposition

Bettisch
- Lichteinfall
- Tischhöhe
- Augenabstand beachten.

Arme in anatomisch gerechter Lage (Mittelstellung) auf den Bettisch ablegen, dabei Schultergleichstand beachten.
Arme vom Körper abduzieren, gut abstützen, kein Gelenk darf frei/hohl liegen.

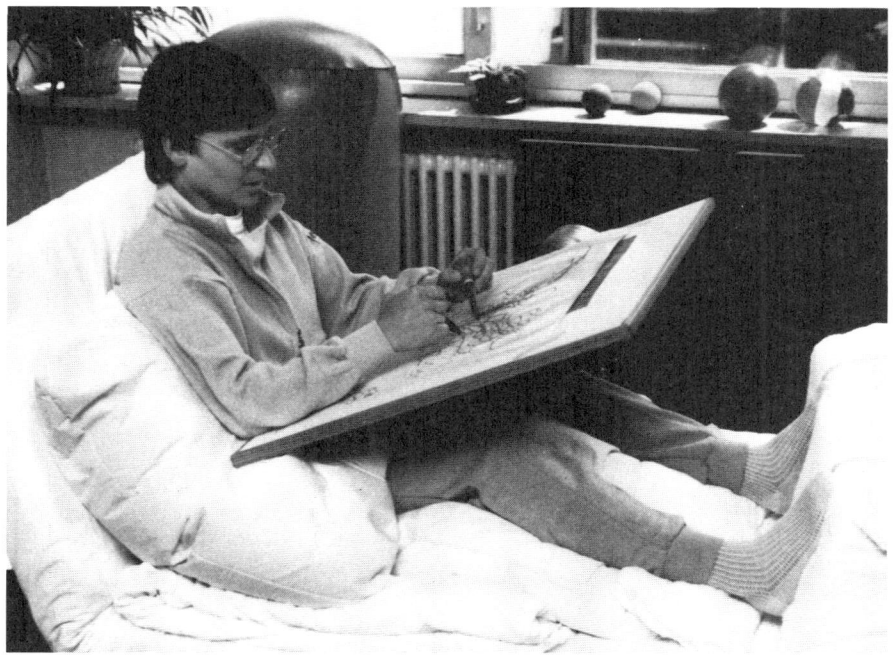

Abb. 19: Bei einem Beugemuster dürfen die Beine zeitweise auch ohne Unterlagerung sein; allerdings muß dann auf eine besonders weite Abduktion (Grätsche) geachtet werden. Es empfiehlt sich hier eine Rücksprache mit der behandelnden Krankengymnastin.

Druckentlastend/faltenfrei lagern, bei Spastizität reflexhemmend; Spastik lösen!

Optimales Bewegungsmaß schaffen.

Gleichzeitiges Beüben der Kopfkontrolle bei abgestütztem Unterarm.

Seitlage

Therapeutisches Angebot

Hinlenkende Beschäftigung
- Bilder betrachten
- funktionelle, adaptierte Spiele

Arbeitsplatzgestaltung Seitlage

Seitlich montierte Tischauflage-fläche (Maximal in Matratzenhöhe, falls keine besonderen Therapieziele verfolgt werden. Abb. 20a + Abb. 16)

- Lichteinfall
- Augenabstand bedenken
- evtl. Hemianopsie, Hemineglect, Nystagmus berücksichtigen.

Optimales Bewegungsausmaß ermöglichen.

Bei Spastizität reflexhemmende Stellung berücksichtigen, d.h.,
- Abduktion: Schulter, Arme, Beine
- Extension
- Supination
- Außenrotation

mit in die Aktivitäten einfließen lassen (s. Kap. Lagerungen, Abb. 16).

Rücken gut abstützen.

Arbeitsmaterial fixieren, adaptieren, der Patient arbeitet einhändig und leidet meist unter mangelnder Kraftdosierung.

Lagerung stets korrigieren (s. Kap. Lagerungen).

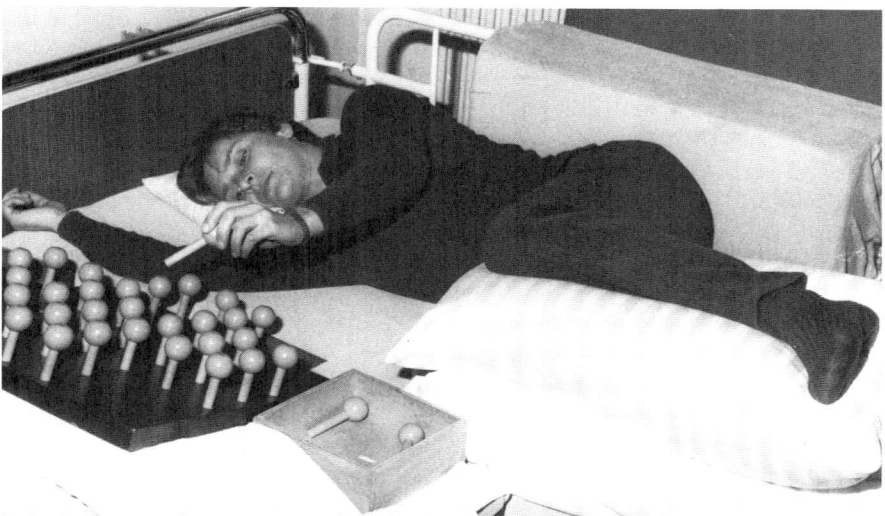

Abb. 20a: Seitlagerung mit funktionellem Spiel
— Mobilisation: Schulter, Arm, Hand,
— Beüben der Greiffunktion.

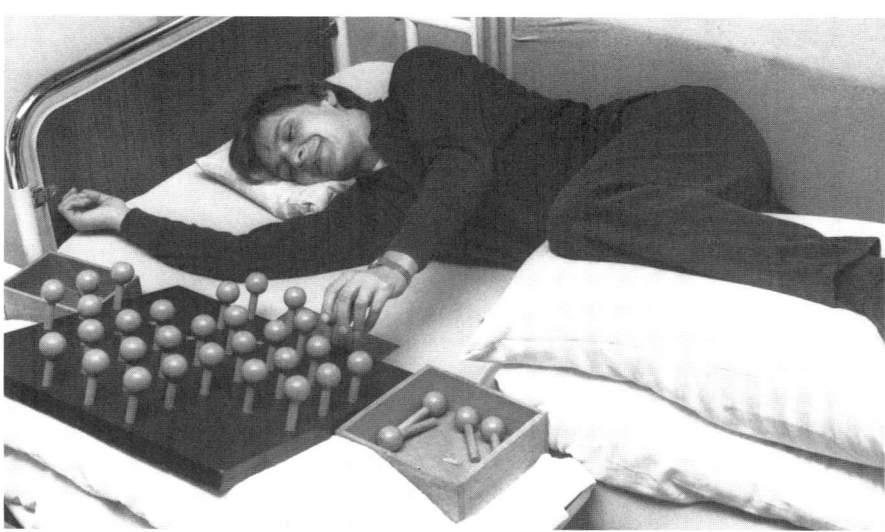

Abb. 20b: Wahrnehmungs- u. Konzentrationstraining.

Bauchlagerung

Therapeutisches Angebot

- Bei gutem Mundschluß selbständiges Essen
- Atemübungen
- Schreib-/Schwungübungen verbunden mit einem
- bilateralen Training
- alle reflexhemmenden, bewegungsanbahnenden Möglichkeiten nutzen.

Arbeitsplatzgestaltung
Bauchlagerung *über* die Matratze
(Abb. 21 und Kap. Lagerungen Abb. 18)

Brett vom Kopfteil notfalls auf 2 Hocker oder Bank montieren, dabei allerdings auf genügend Stabilität achten, da sich der Patient auf dem ‹Tisch› abstützt.

Höhenverstellbarer Tisch: Tischhöhe kann je nach therapeutischer Zielsetzung variiert werden.

Arbeitsmaterial je nach Behinderungsgrad des Patienten entsprechend auf der Tischfläche fixieren, Arbeitshilfen ggf. adaptieren.

Lagerung beobachten, evtl. korrigieren.

Im übrigen Gesichtspunkte der allgemeinen Bauchlagerung beachten.

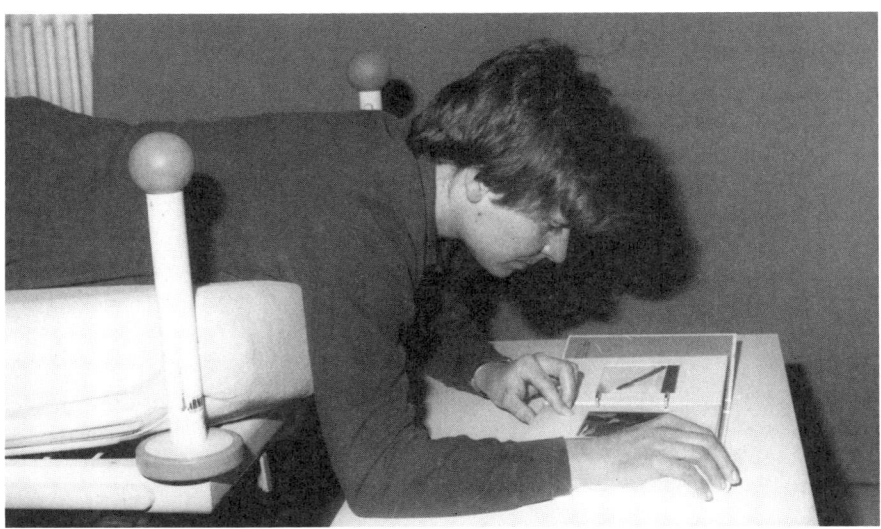

Abb. 21: Bauchlagerung über die Matratze.

Bauchlagerung

Therapeutisches Angebot

- Musikhören
- Vorlesen
- Basale Stimulation

Arbeitsplatzgestaltung Bauchlagerung *flach* auf der Matratze (Abb. 22; Kap. Lagerungen Abb. 17)

Diese Lagerungsform (s. Kap. Lagerungen) bietet sich dem Patienten schon in der ersten Remissionsphase an.

Sie ist für ihn anfangs sehr, sehr mühsam, läßt sich aber durch kleine ‹Aktivitäten› und in Anwesenheit von Pfleger/Therapeut erträglich gestalten.

Gleichzeitig sind Kreislauf und Atmung zu beobachten (s. Kap. Lagerungen).

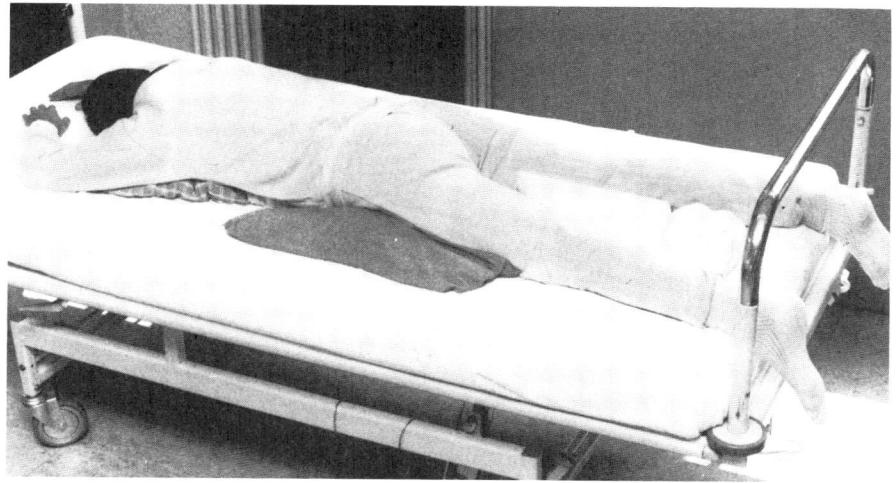

Abb. 22: Bauchlagerung flach auf der Matratze.

Bauchlagerung

Therapeutisches Angebot

- Atemübungen
- Lesen
- Bilder betrachten
- Einlegespiele, Lotto etc.
- Erbsen-/Bohnenkiste, Rasierschaum
- Reißmosaik, ‹Knüttel›technik
- Linoldruck

Arbeitsplatzgestaltung
Bauchlagerung *auf* dem *Keil*

Der Patient stützt sich auf der Matte/dem Boden ab. Rechts/links auf der jeweils schwächeren Extremität.

Arbeitsmaterial adaptieren. (Rutschfeste Matte, bei Farben u.ä. den Boden abdecken.) Spielbretter mit kleinem Sandsack beschweren, z.B. Kugelbögen.

Einmaltücher bereitlegen (Patient speichelt u.U. sehr), Augenabstand/Lichteinfall beachten.

Belastungsfähigkeit des Patienten beobachten, d.h., die Aktion in der Bauchlage dosieren, häufige Pausen einlegen (der Patient darf den Kopf dabei auf einem Schaumstoffblock ablegen).

Gesamtlagerung im übrigen nach dem Lagerungsschema ausrichten und ggf. korrigieren.

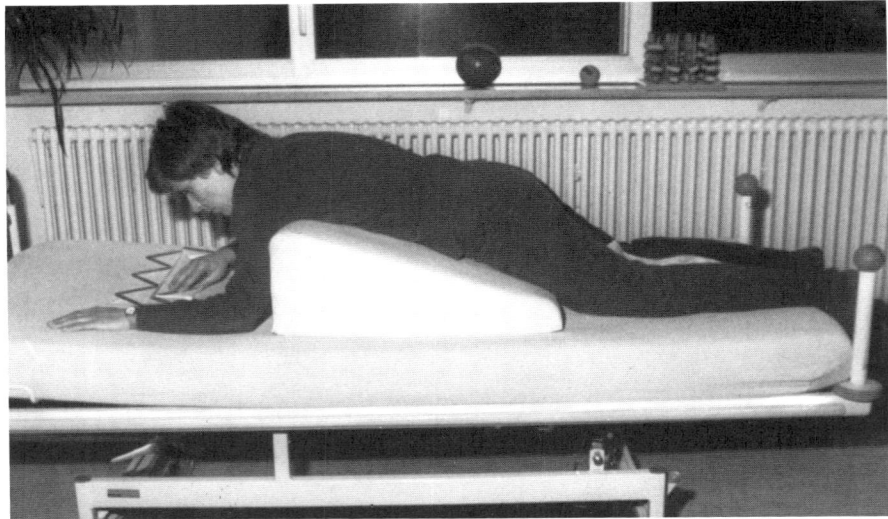

Abb. 23: Bauchlagerung auf dem Keil, auch auf dem Boden (Gymnastikmatte) möglich. Hier wieder bei Adduktorenspasmus auf eine gute Abduktion der Beine achten.

4.6.2 Vom Rollstuhl aus

Rollstuhl mit Rollstuhltisch

Therapeutisches Angebot

- Erweiterung des sozialen Umfeldes und des Erfahrungsbereiches
- Erweiterung der Übungsmöglichkeiten (die Behandlung/Therapie kann in der Ergotherapie durchgeführt werden)
- Steigerung der Belastungsfähigkeit (Kreislauf)
- Beüben der Kopf- und Rumpfkontrolle

Arbeitsplatzgestaltung

Voraussetzung: Absprache mit dem Arzt/der Krankengymnastin.

Zunächst wird es ein ‹Postura›-/‹Forma›-Rollstuhl sein (Abb. 24a), cer es dem Patienten ermöglicht, jederzeit in die Liegeposition zurückzugehen. Er bietet ihm gleichzeitig genügend Stabilität bei mangelnder Kopf- und Rumpfkontrolle sowie den meist zerebralen Bewegungsstörungen. Der Fußkasten und Adduktorenkeil geben den oft auch spastischen unteren Extremitäten ausreichend Halt (Abb. 24a + b).

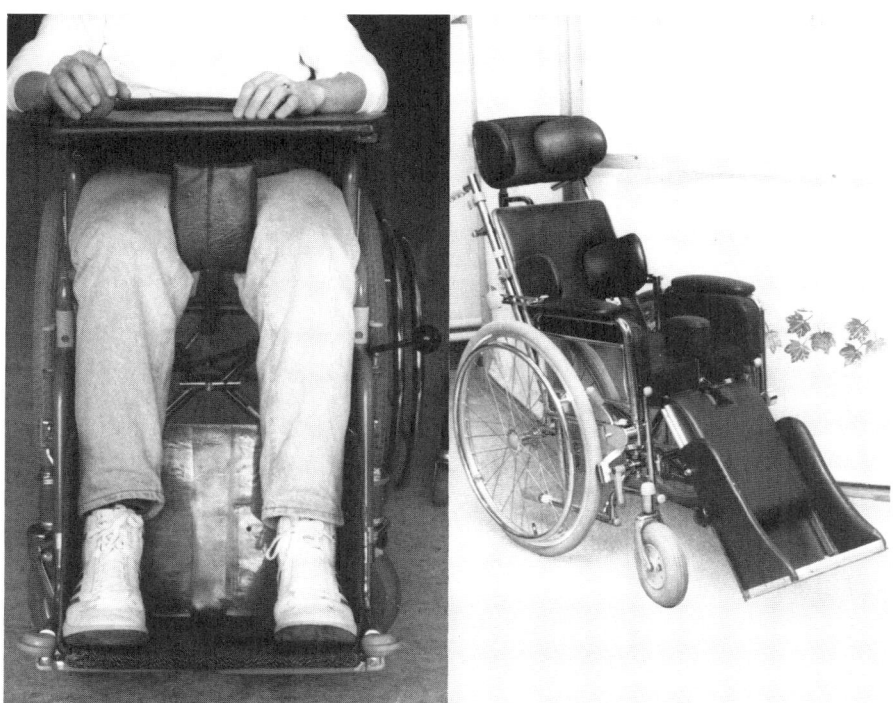

Abb. 24a: ‹Einhänder›-Rollstuhl mit Rollstuhltisch und Rückhaltesystem.

Abb. 24b: ‹Postura›- bzw. ‹Forma›-Rollstuhl.

Rollstuhltisch (Abb. 24 b)

- Hier gelten die gleichen Kriterien wie beim Aufsitzen im Bett
- Bewegungs- und Wahrnehmungsbereiche vergrößern sich
- Der Patient lernt den Heimbereich kennen, Mitpatienten
- Durch Abstützen auf den Tisch kann vor dem Spiegel Kopfkontrolle beübt werden, Kopfstütze abnehmen – steigern!

Im Standard-Rollstuhl am Tisch oder mit Rollstuhl-Tisch

Therapeutisches Angebot

Arbeitsplatzgestaltung

Voraussetzung: bedingte Wahrnehmungs- und Orientierungsfähigkeit sowie Kopf- und Rumpfkontrolle.

Obere Extremitäten

Im funktionellen Bereich bieten sich verstärkt Möglichkeiten zum Training von Rumpf- und Kopfkontrolle sowie alle Koordinations- und bilateralen Übungen an. Der Patient ist belastungsfähiger, besonders auch im Hinblick auf seine Wahrnehmungsfunktionen. Damit läßt sich eine gezielte neuro-psychologische Therapie einleiten.

Den Patienten an den unterfahrbaren Arbeitstisch heranfahren (Desk-Armlehne?)

Eine **Armauflage,** bzw. eine zusätzliche Arbeitsplatte an den Tisch montiert, gibt dem Patienten zunächst die Möglichkeit, sich auf der schwächeren Seite abzustützen. Damit wird die Gefahr einer Orientierung ausschließlich auf die «gesunde» Seite ausgeschlossen (siehe Abb. 25).

Schultergleichstand beachten, besonders in der Aktion. Die spastische, schwächere Extremität wie bisher beschrieben lagern, den Unterarm bis über das Ellenbogengelenk hinaus auf die gepolsterte Armauflage ablegen. Möglichst die schwächere Seite mit in die Aktivitäten einbeziehen, z. B. als Halte-Hand.

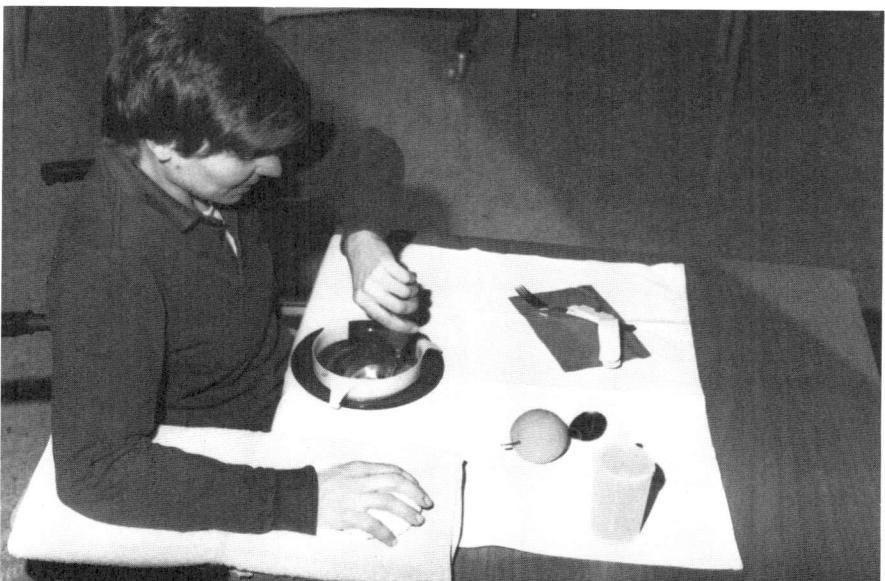

Abb. 25: Im Standard-Rollstuhl (Desk-Armlehne) am Tisch in Verbindung mit einem Eß-training.

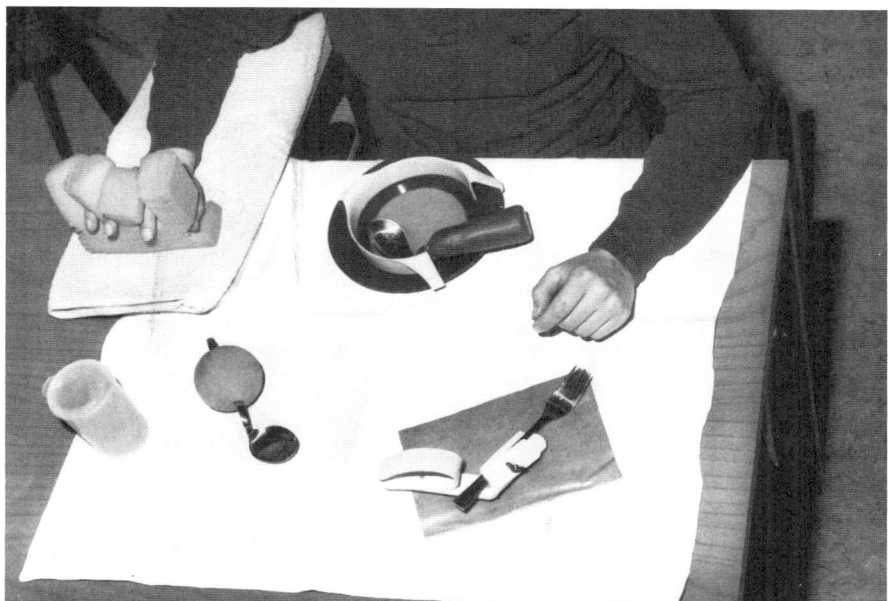

Abb. 26: Arm-Handlagerung bei spastischer Hemiparese.
Verschiedene Adaptionsmöglichkeiten des Eßbesteckes: — abgewinkelter Löffel
— Griffverdickung.

Untere Extremitäten

Fußstützen entfernen, Beine, sofern möglich, fest auf den Boden stellen. Bei Adduktionstendenz Beine grätschen und mit einem Keil-Schaumstoffblock bis in Kniehöhe abstützen (die Adduktion kommt aus dem Hüftgelenk, deshalb die hohe Unterstützung!).
Verfügt der Patient nicht über ein ‹Rückhaltesystem›, so ist während der Behandlung auf eine 90°-Winkelstellung zu achten in: Hüfte-, Knie- und Fußgelenk.

4.6.3 Vom Stuhl aus – Umsetzen vom Rollstuhl auf den Stuhl

Therapeutisches Angebot

- Eßtraining oder andere Aktivitäten auf der Station
- Bei ergotherapeutischen Behandlungen
- Logopädie
- Psychischer Aspekt:
  - vermittelt dem Patienten das Gefühl, wieder ‹dabei› sein zu können
  - bestärkt seine Motivation
  - weckt gesunde Anteile in dem Patienten.

Arbeitsplatzgestaltung

Voraussetzung: Eine gewisse Sitzbalance, Absprache mit der Krankengymnastin!

Zunächst wieder auf die **physiologische Winkelstellung** 90°-Hüfte, Knie, Füße achten; entsprechenden Stuhl auswählen, evtl. mit Sitzkissen oder Fußschemel ausgleichen.

Armlehnen – dürfen fehlen, wenn eine Sitzbalance vorhanden ist. Rücksprache mit der Krankengymnastin.

Im übrigen Arbeitsplatzgestaltung wie auf S. 86 beschrieben.

Beim Umsetzen auf ein rückenschonendes Arbeiten achten (Hoyerlifter o. ä.).

Der Patient kann beim Umsetzvorgang mithelfen, indem er über den Stand umgesetzt wird.

Selbständiges Umsetzen (Rutschbrett), wenn es zuvor mit der Krankengymnastin eingeübt wurde.

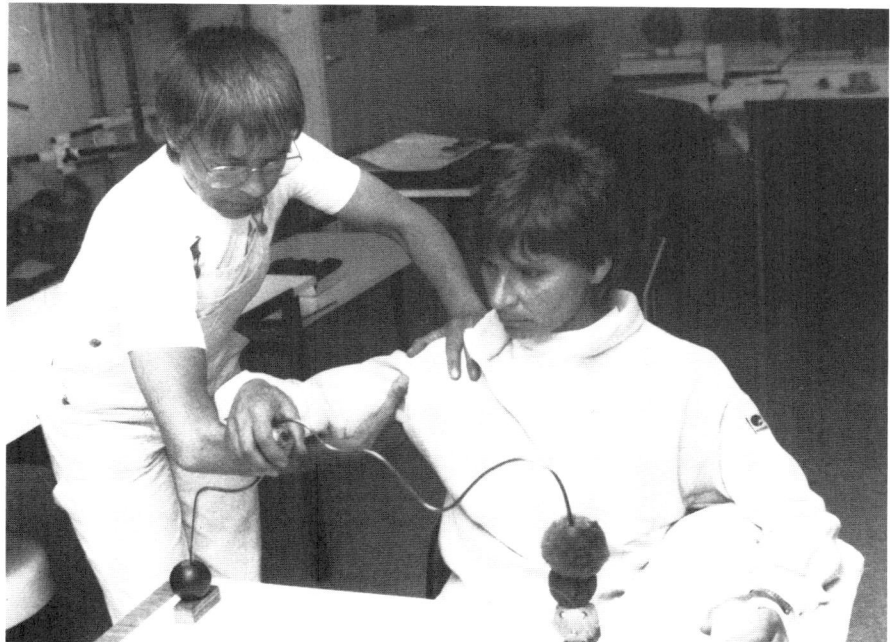

Abb. 27: Bewegungsanbahnung der rechten oberen Extremität bei inzwischen guter Kopfkontrolle und zunehmend besserer Sitzbalance.

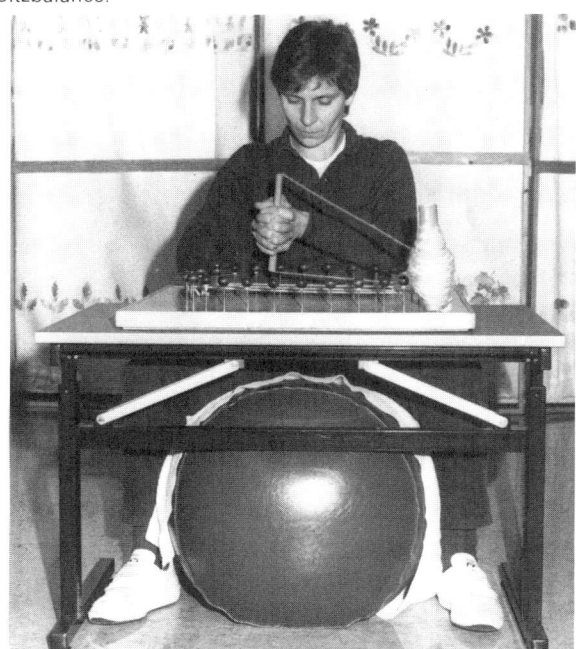

Abb. 28: Beüben der Sitzbalance über
– bilaterales Arbeiten
– auf der Rolle.

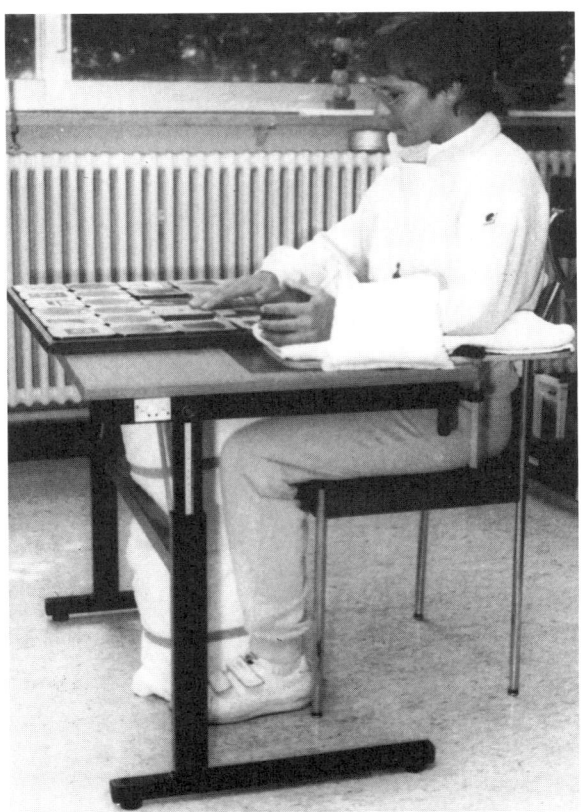

Abb. 29: Lagerung der sehr spastischen, teilweise kontrakten linken Extremität betr.: Ellenbogen + Fingergrundgelenke.

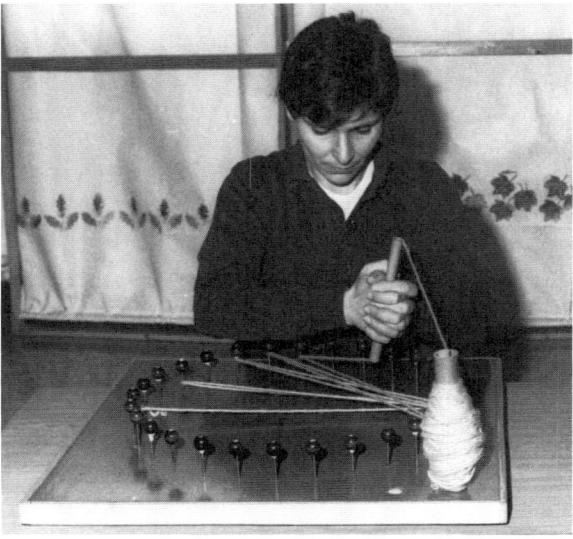

Abb. 30: Fadenspiel: ermöglicht (evtl. mit Griffverdickung) ein bilaterales Arbeiten über die Mittellinie Hand/Hand — Hand/Auge Koordination, Konzentration.

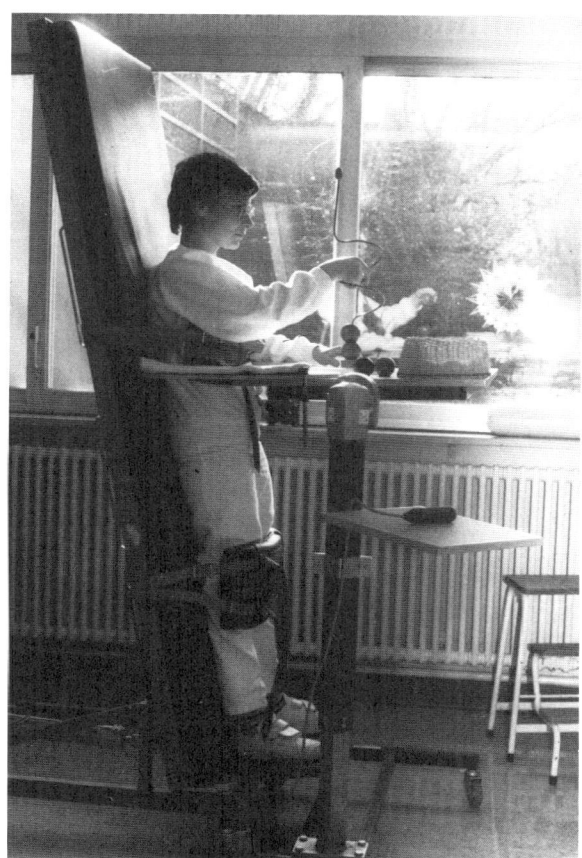

Abb. 31: Therapeutisches Angebot auf der Stehtrainingsbank — Kugelspirale.

4.6.4 Vom Stehbrett oder -bett aus

Therapeutisches Angebot	**Arbeitsplatzgestaltung**
	Voraussetzung: Absprache mit dem Arzt, der Krankengymnastin.
• Belastungstraining	Belastungszeit klären.
• Beüben der Vitalkapazität, Atemübungen	Kreislauf beobachten.
• Weitere ergotherapeutische Zielsetzungen	Blutdruckkontrollen (langsam hochfahren — in Intervallen!)

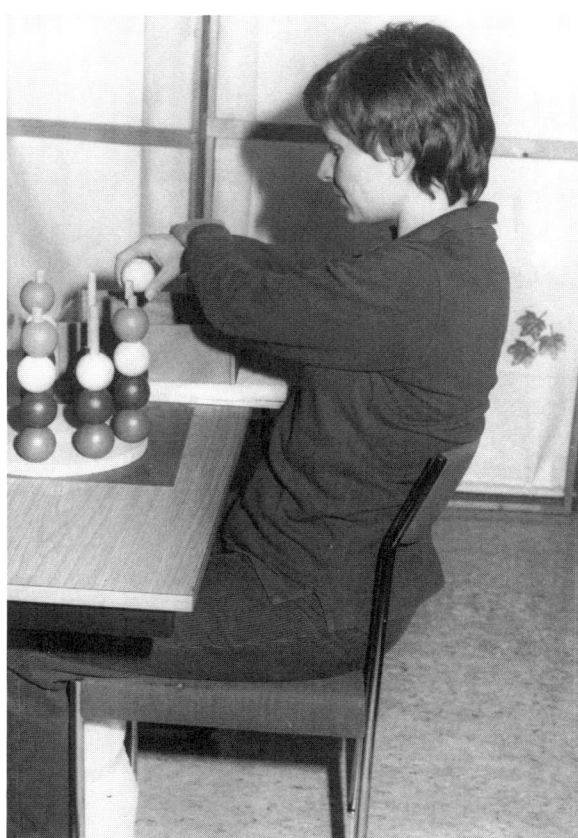

Abb. 32: Kugelsteckspiel: Aktives Einbeziehen des hemiparetischen rechten Armes.

Mobiler Stehbank-Tisch (höhen- und ebenenverstellbar)

Schultergleichstand beachten.

Gleichmäßiges Belasten der Hüften; Bein- und Fußstellung korrigieren.

Korrekte Fixierung!

Spezielle Übungselemente bei Patienten mit schweren bis schwersten zerebralen Bewegungsstörungen müssen sich an dem Behandlungsstatus der jeweils am Patienten tätigen Bobath-(Voitha) Krankengymnastin und Ergotherapeutin orientieren; sie sollten darum ausschließlich in Absprache mit diesen Fachtherapeuten geschehen.

Übungseinheiten

- Auf dem Spastiker-Ball (Abb. 18b)
- auf der Matte: unterstützen der eingeübten Liege-/Sitzpositionen durch Tätigkeiten im Lang-, Seit-, Schneidersitz u.ä.
- auf der Rolle, Reitbank (Abb. 18c)
- auf dem Schaukelbrett
- in der Hängematte
- in der Kugelwanne
- im Sprudelbad.

Bei Raumlage-gestörten Patienten ist im Umgang mit diesen Medien besondere Vorsicht geboten!
Diese Übungsgeräte – sie haben alle ihre eigene therapeutische Indikation – lassen sich besonders gut bei schwersten, traumatisch bedingten Zerebralparesen im Erwachsenenalter einsetzen. Mit ihnen können spastische Bewegungsmuster beherrscht und darunter oft noch gesunde physiologische Bewegungsabläufe wieder frei werden, Kontrakturen vermieden werden und damit die Bewegungsausmaße in den einzelnen Gelenken erhalten bleiben.
Allerdings sind wir Therapeuten auch hier wieder auf die kontinuierlichen unterstützenden Pflegemaßnahmen des Pflegeteams angewiesen.

4.7 Phasen der Mobilisation, dargestellt an vier Fallbeispielen (in Orientierung an den stufenweisen Remissionsverlauf)

Stabilisieren sich die vegetativen Funktionen des Patienten, so kann er zunehmend länger sein Bett verlassen.
Dies ist besonders deshalb von so großer Bedeutung, weil gerade der apallische Patient auf das Pflegeteam zunächst kaum ansprechbar, rasch ermüdbar/schläfrig und im Hinblick auf seine Kreislaufsituation noch wenig belastungsfähig wirkt. Darum bleibt er häufig im Bett und damit beginnt nun für ihn ein «Teufelskreis». Aufgrund mangelnder Aktivitäten wird sich seine Kreislaufsituation weiterhin verschlechtern und die allgemeine Belastungsfähigkeit noch geringer werden. Es entstehen so viele Probleme, die seine Entwicklung schon im voraus negativ beeinflussen, ich denke da an Dekubitalgeschwüre und schwere Kontrakturen. Im Bett erhält der apallische Patient zu wenig Stimuli über die verschiedenen Sinnesorgane; seine anfangs ohnehin längeren Schlafphasen werden kaum durchbrochen und die Möglichkeiten, die Remissionsstufen unter einer kontinuierlichen Anregung und Förderung zu durchlaufen, bleiben ihm versagt. Im Rahmen einer aktivierenden, mobilisierenden Pflegesituation mit einer abgestuften Pflegezielplanung wird das Pflegeteam schon zu Beginn u.a. auf kreislaufstabili-

sierende, prophylaktische Maßnahmen achten. Dazu zählt ein regelmäßiger zwei-Stunden-Lagewechsel zur Dekubitus- und Kontrakturprophylaxe sowie zur Regulierung des Berührungs- und Bewegungsempfindens ebenso wie das hochgestellte Kopfteil im Tagesverlauf und das Sitzen auf der Bettkante in Absprache mit Arzt und Krankengymnastin.

Neben einer gezielten krankengymnastischen Behandlung wird auch die Ergotherapeutin in enger Zusammenarbeit mit dem Pflegeteam ihr Therapieprogramm erstellen. Zunächst könnte sie z.B. mit Übungen zur basalen Stimulation, einer Mund- und Eßtherapie sowie mit anderen Bereichen aus dem Perzeptionstraining beginnen. Vorrangiges Ziel aller Bemühungen um den apallischen Patienten sollte das Heraussetzen in den Rollstuhl sein. Dadurch wird die Möglichkeit zu einer Integration in die Stations-/Heimgemeinschaft schon in der ersten Remissionsphase sinnvoll unterstützt. Aber auch hier gilt wieder ein stufenweises Vorgehen, um so die Belastungsfähigkeit des Patienten langsam zu steigern, wobei besonders die Kreislaufsituation weiterhin zu beachten ist.

Je nach Ausprägung des Remissionsverlaufes, bzw. auch der motorischen Fähigkeiten, wird der Patient in der Übungsphase noch einen ‹Postura›-Rollstuhl benötigen. Dieser bietet dem Patienten genügend Halt und Sicherheit, vor allem bei den oft ja gravierenden motorischen Ausfällen oder gar schon Gelenkfehlstellungen. Die verstellbaren Kopf- und Rumpfstützen sowie die verlängerte, *feste* Rückenlehne fixieren Kopf und Rumpf ausreichend. Die ebenfalls *feste* Sitzfläche mit einem verstellbaren Sitzwinkel garantiert eine physiologische Sitzhaltung. Der Adduktorenkeil, groß genug, um die Abduktion in den Beinen wirkungsvoll zu gewährleisten, kann zusätzlich am Rollstuhl angebracht werden. Dabei lassen sich sowohl Rückenlehne als auch der Fußkasten bzw. die winkelverstellbaren Fußstützen so verstellen, daß der Kranke jederzeit in die Liegeposition gebracht werden kann. Die höhenverstellbaren, verlängerten Armlehnen bieten dem Patienten auch in der Liegestellung eine gute Armauflage.

Erst im Rollstuhl sitzend wird es dem Kranken möglich, seinen Wahrnehmungsbereich zu erweitern, z.B. Tagesraum, Aktivierungsgruppe, Musiktherapie, Cafeteria, Garten, Balkon usw. Hierbei kommt es u.U. zu einer ersten Begegnung mit fortgeschrittenen Heimbewohnern. Sie nehmen den vorübergehend noch Leistungsschwächeren meist gerne in ihre Gemeinschaft auf, regen ihn zu kleinen Aktivitäten an, begleiten ihn auf den Wegen durch das Haus.

Das für den sich im Remissionsstadium befindenden Patienten typische regressive Verhalten findet in solchen Begegnungen nicht selten eine Korrektur, z.B. in der Anregung zur Selbständigkeit und Ähnlichem.

Aus therapeutischer Sicht fällt dazu auf, daß motorische Funktionen, die in Krankengymnastik und Ergotherapie gebahnt, beübt und gekräftigt werden, auf diese Weise und für den Patienten fast unbewußt im übrigen Tagesablauf weitertrainiert werden. Der Kranke beobachtet aufmerksam das Geschehen um sich herum und hebt dabei seinen Kopf, richtet sich auf. Er setzt hier die in

den Therapien gebahnten Stützfunktionen ein, um dabei zusätzlich Gleich-
gewichtsreaktionen zu stimulieren.
Bei gleichzeitiger Einladung zum ‹Mittun›: den Rhythmus begleiten, Spiel
mit Luftballon und Seifenblasen, Rate- und Gesellschaftsspiele, lassen sich
psychische und geistige Anteile, Wahrnehmungsfunktionen – eben Anteile
der höheren Funktionsebene – aktivieren. Die Kombination von Einzeltherapie und Gruppenaktionen erfaßt das gesamte Leistungsniveau, und das
gleichmäßig über den Tag verteilt!
Tagesschwankungen oder Verhaltensauffälligkeiten sind in einem derart
komplexen Therapieangebot geschickter zu steuern. Der Tagesablauf bekommt für den Kranken eine feste Struktur, evtl. mit einem Stundenplan.
Der Ergotherapeut verlagert von nun an das Therapieprogramm in seine
Behandlungsräume. Neben den fortlaufend motorisch-funktionellen Übungen tritt ein ‹Neuropsychologisches› Trainingsprogramm – individuell auf
den Patienten abgestimmt – in den Vordergrund. Mit ihm lassen sich dif-
ferenziert Teilausfälle der gesamten Hirnleistung erkennen und auftrainieren.
Dabei mag das Ausgangsniveau vorübergehend auf einer sehr niederen
Funktionsebene liegen.

Fallbeschreibung 1

Frau M., 21 Jahre alt,

Diagnose

Zustand nach Verbrennungen zweiten Grades an Kopf und oberem Thorax. Einen Monat später Zustand nach Reanimation wegen akuten Herz-Kreislauf-Versagens.

Ursache

Suizidale Absichten.

Der Krankheitsverlauf nach Einweisung in unsere Einrichtung

Frau M., jetzt zwölf Monate nach dem Unfall, wird im April 1986 in unser Pflege- und Therapie-Zentrum eingeliefert. Zu diesem Zeitpunkt vermag Frau M. zu laufen, verliert jedoch bei Richtungswechsel und kleinsten Bodenunebenheiten das Gleichgewicht; sie fällt dabei ‹baumlang› hin, ohne sich in irgendeiner Weise abfangen zu können (fehlender Abstützreflex).
Bei allen Schaukel- und Drehbewegungen erbricht die Patientin. Die Bewegungsabläufe erscheinen dann koordiniert, wenn sie aus eigener Bewegungsplanung initiiert sind. Bei Bewegungsaufträgen dagegen reagiert Frau M. mit abwehrenden, heftigen Klatsch- und Patschbewegungen, auch Massenbewegungen im Liegen. Einer passiven Bewegungsführung gegenüber leistet die Patientin mit hohem Kraftaufwand Widerstand.
Werden Frau M. Gegenstände entgegengehalten, so steckt sie diese in den Mund, kaut auf ihnen herum, spuckt sie schließlich wieder aus; so auch ihre Nährsonde, die zu einem beliebten Spielobjekt der Patientin geworden ist und oft dreimal täglich neu gesteckt werden muß.
Unklar ist ebenso, inwieweit Frau M. Sprache versteht (im Sinne einer aphasischen Störung). Ansätze zu einer verbalen Äußerung bestehen nicht, dafür jedoch eine Reaktion auf alle handlungsbezogene Gestik und Mimik. Dabei erscheint die Stimmungslage gehoben, abgesehen von den Angstreaktionen bei Richtungs- und Bewegungsänderungen und Übergängen in andere Positionen.
Hochgradige Ablenkbarkeit, verbunden mit einer motorischen Unruhe – z.B. bei Geräuschen, sich bewegenden, blinkenden, bunten Gegenständen – erschwert zusätzlich die Pflegeverrichtungen an dieser Patientin erheblich.
Frau M. zeigt keine Einsicht in die Alltagsverrichtungen. Die erheblichen sensorischen Ausfälle (in den 4 Bereichen – dem vestibularen, taktilen,

kinästhetischen und visuellen System) stellen die Patientin somit im Augenblick noch auf die Stufe eines ca. sechs Monate alten Säuglings, was der zweiten bis dritten Remissionsstufe entspricht. Das gesamte Behandlungsprogramm geht von dieser Entwicklungsstufe aus, wobei erwachsene Anteile stets berücksichtigt bleiben.

Situation

Frau M. trägt eine Nährsonde. Die Patientin schließt den Mund, sobald ihr etwas Eßbares dargereicht wird, transportiert aber die Nahrung nicht, sondern bewegt sie im Mund und spuckt sie schließlich aus. Mit einem Keks in der eigenen Hand beispielsweise ‹spielt› Frau M. herum: er wird beleckt, berochen, zwischen drei Fingern zerkrümelt.
Da Frau M. auch an der Nährsonde herumnestelt, sie oft zwei- bis dreimal täglich zieht, gestaltet sich die Verabreichung der Sondenernährung schwierig.

Deshalb zielt der **erste therapeutische Ansatz** auf das Wiedererlernen der oralen Nahrungsaufnahme im Rahmen einer Mund- und Eßtherapie hin.

Sie beginnt zunächst mit einer Stimulation perioraler und oraler Zonen (Gewöhnung an Berührung!)

- Die Patientin führt die Hand des Therapeuten an ihren Mund, beleckt, beriecht sie, spielt mit der Hand und den Fingern des Therapeuten
- Nutella, Honig am Finger des Therapeuten werden abgenommen und mit Mund-/Kieferführung geschluckt
- Gazebeutel mit Apfelsinen-/Apfelscheiben, auch Schokolade (besonders beliebt!), kaut und saugt Frau M. gründlich aus. Sie beginnt, aufmerksam Geschmacks- und Konsistenzunterschiede wahrzunehmen, die Nahrung zu transportieren und zu schlucken. Banane jedoch wird abgewehrt oder ausgespuckt
- Darreichen der Nahrung (Aletebrei) über einen Löffel wehrt Frau M. heftig ab, nimmt sie jedoch vom Finger des Therapeuten ab. Bald verschluckt sich die Patientin nicht mehr, sie hustet gut ab.

Es bietet sich die Gewöhnung an das Eßbesteck/-geschirr an — auch außerhalb der Eßtherapiezeiten.
Alle diese einzeltherapeutischen Übungen finden außerhalb des Gruppengeschehens in einem Einzeltherapieraum statt (wegen der Ablenkbarkeit der Patientin).
Frau M. liegt dazu auf der Matte, die breite Auflagefläche vermittelt ihr Sicherheit. Der Kopf ist mit einem kleinen Kissen unterlagert. Ausgehend von dieser Position lassen sich später beispielsweise spielerische Aktivitäten auch aus der Seit- und Bauchlage anbieten. Langsamer Übergang zu den verschiedenen Sitzpositionen.

Übungsangebote: Besteck, Geschirr

- Bestecke aus einer Erbsen-/Bohnenwanne zwischen anderen Gegenständen heraussuchen
- Besteckteile aus einer Wanne warmen Wassers herausnehmen, auch sortiert auf ein Küchenhandtuch ablegen: Frau M. beginnt plötzlich sicher und gezielt abzutrocknen, zeigt Freude! (Frau M. hatte vor ihrem Unfall eine Hotelfachlehre begonnen)
- Bestecke in einen Besteckkorb sortieren; Frau M. nimmt den Eßlöffel und leckt daran.
- Ein Eßlöffel mit Nutella oder Honig bestrichen, wird von der Patientin abgeleckt, der Brotaufstrich geschluckt.
- Parallel dazu Eßtrainingsmaßnahmen
- Mehl, Zucker, Reis und ähnliches werden mit einem Löffel umgefüllt: Frau M. handhabt den Löffel recht geschickt, steckt ihn hin und wieder dabei in den Mund, spuckt aus, was ihr nicht schmeckt.
- Verbunden damit ist das Beüben der visuellen Wahrnehmung: der Löffel liegt auf, h nter und vor dem Teller, rechts und links neben dem Teller u.ä.

Alle Übungen werden noch innerhalb des Gesichtsfeldes durchgeführt, eine Erweiterung des Gesichtsfeldes läßt sich durch ein Arbeiten über die Körpermittellinie mit Rumpfrotation aufgebaut.
Frau M. gewöhnt sich an die Eßtherapiezeiten, viermal 15 Minuten täglich und nimmt weniger ängstlich Nahrungsangebote auf. Die Nährsonde kann sechs Wochen später entfernt werden. Zu diesem Zeitpunkt ißt die Patientin bereits passierte Kost, bald darauf ‹Vollkost›. Sie beginnt ebenso, feste Nahrung zum Mund zu führen.
Getränke lassen sich über einen längeren Zeitraum nur mit dem Teelöffel zuführen – hier ist intensives Trinktraining erforderlich.
Hier beginnt ein neuer Behandlungsabschnitt mit Schwerpunkt im motorischen Bereich durch das bewegungstherapeutische Training (Bewegungselemente aus der Bobath-Methode).

Situation

Massive sensorische Ausfälle
- der Raum-/Lageempfindung
- des Gleichgewichts
- der Vibration sowie
- des Körperbild-, Körperbegriffs- und -schemas.

Zweiter therapeutischer Ansatz. Basale Stimulation, hier besonders in Zusammenarbeit mit dem Pflegeteam.

Alle Übungen gehen wieder von einer breiten Auflagefläche aus. Frau M.
übt mit Führung durch den Therapeuten isolierte Bewegungen wahrzunehmen und nachzuvollziehen – Überrollen aus der Rücken- in die Bauch- und
Seitlage, daraus Übergang zu den Positionen wie: Lang-, Seit- und Schneidersitz. Bewegungsrichtlinien, Körperteile werden Frau M. wieder bewußt in
Aufforderungen wie

- Lege deine rechte Hand auf den Kopf, den Bauch, an den Körper heran,
  vom Körper weg, und dergleichen
- Bewegungen der Hände und Finger: Dinge **be**greifen, ergreifen
- sowie gezielt nach rechts oder links ablegen lassen.

Übungen zur Kraftdosierung und Koordination, Feinmotorik im Spiel mit

- **Rhythmiktüchern-/-bändern**
- **Reifen**
- **Bällen,** in unterschiedlicher Größe, mit unterschiedlichem Widerstand
  der Oberfläche: Gymnastik-, Soft-, Fröbel-, Tennis-, Tischtennisball,
  Igelball, auch Luftballon.
  Geübt werden hier:
  Greifen/Loslassen
  Fangen/Werfen
  Rollen/Prellen.

- Geeignet sind alle Übungen – körperbezogen –, verbunden mit Benennen der Körperteile und der Tätigkeiten.
- **Körperbezogene Spiele** in rhythmischer Begleitung wie beispielsweise Volkstänze (Fidula-Verlag) oder Singspiele: ‹A Burebüble›, ‹Finger und Hand, Arm und Bein bewegen›... und anderes mehr.

Zur Behandlung der gestörten Oberflächensensibilität – in diesem Fall eine
Hyposensibilität, bieten sich Übungen mit Materialien verschiedener
Oberflächenqualität und Struktur an.
Z.B. **Stoff** wie Leinen, Samt, Seide oder Fell.
Z.B. **Papier** wie Transparentpapier, Seiden- und Kreppapier, Zeitung, Alu-
folie und Wellpappe.

Inzwischen steckt Frau M. nichts mehr unkontrolliert in den Mund, zerreißt
oder knüllt dagegen mit sichtlichem Vergnügen!

Holzkugeln mit unterschiedlicher Oberfläche (z.B. Sandpapier-, Tapezier-
nägel-, Fell-, Sisal-, Schnurbezug) oder bemalt mit grellen *ungiftigen* Lack-
farben, sind weitere Materialien zur Behandlung der gestörten Oberflächensensibilität.
Auch diese Kugeln werden nicht mehr wie anfangs in den Mund gesteckt,
stattdessen riecht die Patientin an ihnen oder streicht sie an ihrer Wange
entlang. Die ‹Fell›-Kugeln schiebt Frau M. unwillig auf die Seite, ebenso den
Samt-, Fell- und Seidenstoff.

Große Angst bereiten ihr die Dusch- und Badesituationen, besonders die damit verbundenen Lageveränderungen.

Deshalb fließen immer wieder Übungen zur vestibulären Stimulation in die unterschiedlichen Trainingsabschnitte ein, wie beispielsweise

Schaukeln in
- der Hängematte (zweimal täglich zehn Min.)
- auf dem Spastiker-Ball (einmal täglich zehn Min.)
- in der Kugeltherapiewanne (einmal täglich zehn Min.)
- im Schalensitz einer Sitzschaukel (im Zimmer, nicht im Freien), (zweimal wöchentlich zehn Min.)
- anfangs Wiegebewegung von der Matte aus, gestützt und geführt vom Therapeuten.

Einige Übungen lassen sich zunehmend mit akustischer/**visueller Stimulation** verbinden.
Ausgehend vom Reitsitz auf der Rolle, auch aus der Bauchlage
● Malen mit Rasierschaum auf dem Spiegel
● Ballspiele, Seifenblasen, Luftballons...
● Papierknüllen, -reißen
● Gegenstände einem Oberbegriff zuordnen: Obst, Geschirr, Besteck, Schreibzeug etc.

Akustische Stimulation

Frau M. bevorzugt rhythmisch klar strukturierte Musik mit einfachen Tonfolgen wie z. B. Volkstänze, Volkslieder, Abzählverse etc. Auch das Spiel auf dem Orff-Instrument erregt ihre Aufmerksamkeit; hier besonders die Pauke, Schlitztrommel, Klangstäbe.
Das Spiel mit den sog. ‹Körperinstrumenten› ist nur bedingt möglich:
● Klatschen und Patschen werden gut koordiniert ausgeführt
● das Stampfen und Schnippen dagegen bereitet Schwierigkeiten.

Aktionen wie Baden, Duschen in der Badewanne, ebenso barfüßiges Gehen im Sommer im Sand oder auf der Wiese gehören zu den regelmäßigen Therapieangeboten.
Gleichzeitig sind innerhalb des therapeutischen Gesamtprogramms die sozialen und kommunikativen Aspekte zu berücksichtigen.

Situation

Die Patientin geht unreflektiert auf alles zu, was sich bewegt, greift, patscht danach, leckt oder beißt daran, läuft aber auch allen Personen nach, Weglauftendenz! Bisher können wir kaum eine Orientierung der Patientin zu Person, Ort oder Zeit erkennen.

Frau M. spricht noch nicht, versteht Sprache nur bedingt, gekoppelt mit entsprechender Gestik oder Mimik allerdings besser. Auch die Reaktion auf den Zuruf ihres Namens geschieht noch scheinbar zufällig.

Dritter therapeutischer Ansatz. *Ziel* = die Integration in die Stationsgemeinschaft, **teilweise Übergang zur fünften Remissionsstufe.**

Hierzu läßt sich ein realitätsorientiertes Trainingsprogramm erstellen, welches der Patientin einfache Orientierungshilfen anbietet, z. B.:

optisch

Ein Foto der Patientin an ihrer Zimmertür, ihrem Schrank.
Ein Symbol für Toilette an allen Toilettentüren des Wohnbereiches.
Kontinuierlicher Hinweis auf die farbige Markierung ihrer Station.
Gegenstände, die Frau M. gehören, bekommen das Farbsymbol ihrer Lieblingsfarbe orange... usw.

akustisch

Gleichlautende Ver- und Gebote sowie Aufträge.
Die **Kuckucksuhr** im Gemeinschaftsraum findet die besondere Beachtung der Kranken und gibt damit eine Orientierungshilfe zu diesem Raum.
Die Spieluhr am Bett setzt ein Zeichen für die Pausenzeiten, mittags und abends.
Verbale Kommunikation, unterstützt durch eine **Signalsprache** (Code-Sprache).
«Komm bitte her!» – heranwinken.
«Steh' bitte auf!» – unter Andeutung des Bewegungsablaufes.
«Setz' dich bitte auf den Stuhl!» – wieder mit einer begleitenden Geste.
Schlafen gehen, müde sein – beide Hände gegen das rechte/linke Ohr, Hände auf die Augen.
Begriff -Toilette- – beide Hände gekreuzt vor dem Unterleib. Verbunden damit ist ein **zwei-Stunden-Toilettentraining,** das strikt eingehalten werden muß, wenn es zum Erfolg führen soll.

Einbeziehen der Patientin in den allgemeinen sozialen Rahmen

- Teilnahme an allen Gruppenaktivitäten wie beispielsweise Malen, Singen, Rhythmik, Spiele
- Teilnahme an den gemeinsamen Mahlzeiten nach dem eigenen Eßtraining
- Kennenlernen/Wiedererkennen ihrer beiden Bezugspersonen.

Seitens des Pflegeteams

- Verhaltensbeobachtung mit regelmäßigem Eintrag in das Berichtssystem, auch verbaler Austausch
- Aktivierung der Angehörigenarbeit.

Zusammenfassung und Prognose

Unter dieser intensiven Therapie zeigt sich ein günstiger Remissionsverlauf.

Fünfte Remissionsphase

Inzwischen beginnt Frau M. mit Handführung selbständig zu essen sowie beim An- und Auskleiden mitzuhelfen. Sie versteht Bewegungsaufträge und kann sie nachvollziehen. Dabei zeigt die Gesamtmotorik harmonischere Bewegungsfolgen beim Hinsetzen, Aufstehen, Gehen, Drehen, Treppensteigen. Eine aktive Betätigung entwickelt sich besonders in Ball- und Rhythmikspielen.

Hin und wieder gelingen Frau M. aktive sprachliche Äußerungen: «Das ist ein Ball», «aua», «ei», «ja», auch situationsbezogen.

Dagegen kann Frau M. alle verbalen Äußerungen der Therapeutin nachsprechen. Seit einigen Wochen wird die Patientin zusätzlich von einer Logopädin behandelt.

Trotzdem ist aber zu erwarten, daß dieser Remissionsverlauf in einer Defektheilung enden wird. Vielleicht gelingt es, Frau M. in ihre Familie zurückzugehen. Die Voraussetzungen seitens der Angehörigen sind gegeben. Von dort aus könnte die Patientin u.U. die am Ort gelegene Lebenshilfeeinrichtung besuchen.

Diese Falldarstellung beschreibt eine Patientin in der Remissionsphase, deren motorische Fähigkeiten von zerebralen Bewegungsstörungen (Spastik/Ataxie) unbeeinträchtigt sind. Sie kann laufen und sich bei Spontanbewegungen zunehmend sicherer und koordinierter bewegen.

Die Probleme der in Fallbeschreibung 2 dargestellten Patientin sind durch erhebliche zusätzliche Einschränkungen in der Gesamtmotorik besonders gekennzeichnet; sie kommt wenige Wochen nach ihrem Unfall in unsere Einrichtung. Ausgehend von der ersten Phase des apallischen Syndroms, dem Coma, entwickelt sich über das Coma vigile in diesem Fall eine rasch voranschreitende Remission.

Durch Schädigung extrapyramidaler Zentren hat sich inzwischen ein rigides Haltungsmuster mit einer Streck-‹Spastizität› in den oberen Extremitäten entwickelt, woraus bereits Gelenkkontrakturen mit Fehlstellungen resultieren.

Der Unfall hat darüber hinaus eine komplette Paraplegie verursacht, was die Einschränkungen der im Gesamtverlauf der Remission zu erwartenden Heilung bereits vorzeichnet.

Die ergotherapeutische Behandlung sowie die Krankengymnastik, verbunden mit einer individuellen Pflegezielplanung, setzt hier schon in der sog.

‹Frühphase› des apallischen Syndroms ein. Es gilt auch zu erfahren, welche Wahrnehmungsfunktionen ausgefallen sind und über welche ‹Kanäle› diese Patientin als erstes zu erreichen ist.

Fallbeschreibung 2

Fräulein K., 22 Jahre alt,

Diagnose

Coma vigile, subdurales Hämatom, traumatische Subarachnoidealisblutung rechts, parietal/präzentral, Einblutung ins gesamte Ventrikelsystem. Kompletter Querschnitt, BW 12 infolge einer Trümmerfraktur mit Luxation in den Spinalkanal, Zustand nach Fraktur in LW 1 + 2.

Ursache

Fenstersprung in suizidaler Absicht.

Aus der Anamnese geht eine psychiatrische Entwicklung mit Drogen- und Alkoholkonsum hervor.

1) Ergotherapeutische Befunderhebung

Frl. K. kommt nach einer dreimonatigen Intensivbehandlung in unsere Einrichtung. Bei der Aufnahme befindet sich die Patientin noch in einem apallischen Syndrom.

Motorik

Rigides Haltungsmuster, Kopf überstreckt, Streckmuster der **oberen Extremitäten**

Linker Arm: Extension mit Innenrotation, Volarflexion im Handgelenk, Hyperextension der Finger bei eingeschlagenem Daumen; Streckkontraktur im Ellenbogen: Bewegungseinschränkungen ab 45°, ebenfalls leichte Beeinträchtigung der Schulter bei: Elevation, Abduktion und Außenrotation.
Rechter Arm: Alle Gelenke frei beweglich. Bei Aktivität: leichte pathologische Tonuserhöhung.

Untere Extremitäten

Komplette schlaffe Paraplegie; alle Gelenke frei beweglich (Hyperbeweglichkeit).

Vegetative Funktionsstörungen

- Inkontinenz – Suprapubischer Katheter
- Nährsonde
- Kreislauflabilität
- Fieberschübe bzw. Temperaturschwankungen.

Vigilanz

- Wach-/Schlafrhythmus noch diffus und von Belastungsmomenten abhängig (Pflege, Besuch, therapeutische Aktionen etc.).

Wahrnehmung

Reaktion auf Ansprache:
- Tonuserhöhung
- Gesichtsrötung
- ängstlicher Blick.

Im übrigen liegt die Patientin mit offenen Augen in ihrem Bett, den Blick gegen die Decke gerichtet – keine bis schwache Augenbewegungen.

2) Therapeutische/pflegerische Interventionen und erster therapeutischer Ansatz Coma vigile – apallische Phase –

Zu den üblichen Pflegemaßnahmen:

- Spezieller Lagerungsplan mit Lagewechsel durch Pflegeteam und Ergotherapie
- kontinuierliches Durchbewegen durch Pflegeteam und Krankengymnastin
- basale Stimulation durch Pflegeteam und Ergotherapie
- Mund-/Eßtherapie (erste Ansätze!) durch das Pflegeteam
- Wahrnehmungsübungen: Gestaltung des unmittelbaren Umfeldes – akustische, optische, taktile Stimulation durch das Pflegeteam und Ergotherapie.

In der zweiten Woche nach der Aufnahme

- Einsetzen von Primitiv-Schablonen und Massenbewegungen
- Blickkontakt durch kurzfristiges Fixieren der Personen oder Gegenstände möglich
- Wach-Schlaf-Rhythmus beginnt sich auszugleichen, ist jedoch noch stark abhängig von Belastungssituationen wie:
  - Lagerung
  - Pflegeverrichtungen
  - Abführtage
  - Ansprache.
  (Im Anschluß daran erfolgt eine ausgedehnte Tiefschlafphase.)

Zweiter therapeutischer Ansatz

Besondere Situation: Die Patientin trägt eine Nährsonde, erbricht sehr oft!

Unter Ausnützung der Primitiv-Schablonen gelingt es ihr, zu saugen und zu kauen.

Beübt werden jetzt:
- der Mundschluß
- das Abnehmen der Nahrung vom Löffel
- das Transportieren über die Zunge bis zum Auslösen des Schluckreflexes.

Neu hinzu kommt, daß die Kranke beim Eßtraining unter Aufforderung den Mund öffnet und kurzzeitig den Löffel fixiert.
Hervorzuheben ist, daß Frl. K. sehr rasch den regulären Eßvorgang beherrscht, allerdings noch erheblich Probleme beim Trinken erkennen läßt. Beispielsweise verweilt die Flüssigkeit unverhältnismäßig lange im Mundraum, die Patientin verschluckt sich. Wir konzentrieren uns besonders auf diese Problematik, indem wir mit einem gezielten Trinktraining beginnen: Wahrnehmungsproblem!

Beginn der Rollstuhlphase

Nachdem sich auch die vegetativen Funktionen langsam stabilisieren, wird die Patientin – über das Aufsetzen im Bett, das Sitzen auf der Bettkante in den Rollstuhl gesetzt.
Da Kopf- und Rumpfkontrolle noch schwach ausgebildet sind, erhält Frl. K. einen Postura-Rollstuhl. Die Belastungssteigerung erstreckt sich auf zweimal 30 Minuten. auf Vor- und Nachmittag verteilt, gleichzeitig führen wir regelmäßige Blutdruckkontrollen nach vorheriger medikamentöser Stütze durch.

Vom Rollstuhl aus:

- Erweiterung des Wahrnehmungsfeldes durch Aufenthalte auf dem Flur, dem Balkon, im Gemeinschaftsraum
- Mund- und Eß-, besonders das Trinktraining sowie Kommunikationsübungen. Frl. K. erlernt eine ‹Signal›-Sprache, setzt zunehmend gezielter, deutlicher die Gestik und Mimik ein, beginnt Begriffe atonal, mit dem Mund zu formen.

Bei allen Übungen, auch pflegerischen Verrichtungen zeigt Frl. K. weiterhin eine sehr geringe Belastungsfähigkeit – ca. 10–15 Minuten.
Danach treten vegetative Funktionsstörungen in den Vordergrund: Schwitzen, Temperaturanstieg, Müdigkeit.

Vier Wochen nach der Einlieferung. Zweite mit Übergang in die dritte Remissionsphase.

Frl. K. erholt sich auffallend rasch. Die Nährsonde wird entfernt, Frl. K. nimmt jetzt Breikost auf und trinkt, zwar noch mühsam, reizarme Getränke. Die Primitiv-Schablonen verlieren sich wieder, dafür setzen isolierte, gezielte Bewegungen ein.

So ist es Frl. K. möglich

- ihrem Besuch zuzuwinken, das Personal herbeizuwinken, wobei alle Bewegungen ausschließlich aus dem Unterarm heraus geschehen, Hand und Finger bezieht Frl. K. ein
- Obgleich noch alle ihre Reaktionen sehr verlangsamt sind, beginnt sie doch, nun verstärkt Kontakt aufzunehmen, und zwar zu Bezugspersonen, Angehörigen, Therapeuten usw. und sich durch Gesten auszudrücken, z.B. «Komm!» durch Herbeiwinken.

Auch versucht sie, auszudrücken:

- Zuwendung/Gemütsbewegungen – indem sie die Hand festhält, die Person länger fixiert
- Ja/Nein – durch Kopfbewegung
- Hunger – indem sie z.B. die Hand an den Mund führt... etc.

Bemerkenswert ist jedoch immer noch die geringe Beteiligung der mimischen Muskulatur. Das Gesicht der Patientin nimmt dadurch einen ‹maskenhaften› Ausdruck an. Darüber hinaus fallen erhebliche Schwächen der Konzentration und Merkfähigkeit auf (Ausfälle serialer Leistungen).

Daraus ergibt sich der **dritte therapeutische Ansatz:**

- Weiterhin Durchführung der Mund- und Eßtherapie in Form eines verstärkten ‹Kau›-Trainings: von einem ganzen Apfel abbeißen, Brötchen/Brot kauen usw.
- Pusteübungen: Kerze, Seifenblasen, Tischtennisball, Wattekugeln. Diese Übungen geschehen in einem spielerischen Zusammenhang, z.B. den Tischtennisball über Hindernisse, durch Tore blasen – auch als Wettspiel – etc.
  Frl. K. kann hier recht aufmerksam und konzentriert mitarbeiten (Motivation!)
- Beüben der mimischen Muskulatur: mit Stretch-Übungen, wie z.B. den Mund gegen Widerstand spitzen (s. S. 44), Gesichtsausdrücke nachahmen, auch anhand von Bildgeschichten, böse sein, drohen, lachen, erstaunt schauen, Nase rümpfen usw. Diese Übungen sind nach langem, geduldigem Training erfolgreich!
- Das Sprachverständnis läßt eine kontinuierliche Entwicklung erkennen. Frl. K. **versteht alle Aufträge,** benötigt aber noch längere Zeit bis zu ihrer Durchführung, sie hört Gesprächen aufmerksam zu und kommentiert sie hin und wieder durch Gestik und Mimik. Darüber hinaus vermag Frl. K. inzwischen **zu lesen,** sie **erkennt Zahlen, ordnet** diese **richtig zu.** Besteck, Werkzeug, Kosmetikartikel, Obst etc. kann sie verstehen und **entsprechend untergliedern**
- Trotz eines intensiven motorischen Trainings sind zu diesem Zeitpunkt die Leistungen der Kopf- und Rumpfkontrolle noch recht schwach.

Diese aber sind Voraussetzung zur Stabilisierung von Gleichgewicht, Koordination sowie feinmotorischer Fähigkeiten. Mit wachsender Wahrnehmungsleistung verstärkt sich die Spastizität.

● Auch der suprapubische Katheter muß (sollte) entfernt werden
● Eine deutliche Leistungssteigerung zeigt sich ab der **zehnten Woche** im kommunikativen, geistig-emotionalen Bereich. Die Belastbarkeit nimmt zu, die Motivation ab! Frl. K. entwickelt psychische Verhaltensauffälligkeiten. Sie reagiert unlustig und neigt zu Zornreaktionen, läßt sich jedoch noch gut ‹ablenken›.

Im **vierten therapeutischen Ansatz** (ab der zehnten Woche) werden diese Probleme verstärkt berücksichtigt (Korsakow-Phase).

Zum motorischen Funktionstraining

● Die Kopfstütze wird entfernt, zunächst im Rahmen der Ergotherapie und Krankengymnastik.
  Ab der 15. Woche entfällt die Kopfstütze ganz. Sie wird durch einen Rollstuhltisch ersetzt, auf dem sich die Patientin abstützen, aufrichten und ihre Haltung korrigieren kann
● Bobath-Übungen: auf der Matte drehen, dabei Bewußtmachen der Körperteile und Richtungen. Daraus entwickelt sich die Wahrnehmung der eigenen Behinderung.
  Frl. K. ignoriert die Paraplegie, sie besteht darauf, laufen zu dürfen und sofort nach Hause entlassen zu werden (ca. ab der 13. Woche)
● Bauchlage mit Abstützübungen, Stabilisierung der Kopfkontrolle bei Kräftigung der Schultermuskulatur unter Ausschluß pathologischer Reflexe
● Ball/Rolle: Vestibuläre Stimulation, Beüben von Gleichgewicht, Stützreaktionen, Kopfkontrolle
● Stehtraining auf der Stehtrainingsbank mit ergotherapeutischem Angebot, einem verstärkt neuro-psychologischen Training. Gleichzeitig damit verbunden, bzw. als primäre Zielsetzung: Kreislauftraining sowie Belastung des gesamten ‹Knochen- und Bänder›-Apparates bei **kompletter** Paraplegie
● Blasen-Klopf-Training: im zwei-Stunden-Rhythmus und nach Absprache mit dem Urologen. Dieses Blasentraining wird vorübergehend vom Pflegeteam durchgeführt, zu einem späteren Zeitpunkt aber von der Patientin übernommen
● Mit Einsatz der Sprache: Frl. K. entwickelt Begriffe wie: Ja, Nein, Ade, Komm. Besonders eifrig genutzt werden jedoch Kraftausdrücke wie: blöd, doof, alte Ziege (gegenüber der Stationsschwester, dem Arzt; also völlig unabhängig von Personen und deren Positionen). Bald entstehen Drei-Wort-Sätze, danach ganze Sätze. Beispielsweise gelang Frl. K. der erste vollständige Satz im Affekt: «Mensch, ich will endlich nach Hause!» ... usw.

Einsetzen von Echolalien (Wortwiederholungen), die sich allerdings bald wieder verlieren.

Zu Beginn der 24. Woche läßt sich der Remissionsstand mit folgender Problemstellung beschreiben – Integrationsstadium –

- Die Patientin ißt und trinkt ohne Handführung, also selbständig
- Sie führt eine kurze Unterhaltung, wobei sich eine dysarthrische Sprechweise sowie Ausfälle im erweiterten Sprachverständnis erkennen lassen. Frl. K. äußert Wünsche, Gefühle klar und unmißverständlich, verliert jedoch bei Themen Zusammenhänge, blockt dann ab.

Einbeziehung einer Logopädin mit wöchentlich vier Behandlungseinheiten.

- Nur noch selten treten Echolalien, dafür verstärkt Konfabulationen auf
- Immer deutlicher prägen psychische Verhaltensauffälligkeiten in dieser ausklingenden Remissionsphase den Gesamteindruck der Patientin. Die Ablehnung gegenüber pflegerischen und bewegungstherapeutischen Maßnahmen verstärkt sich. Frl. K. wünscht in ‹Ruhe› gelassen zu werden, sieht für sich keine Ziele, will ‹vergammeln›.
  Das Verhalten zu diesem Zeitpunkt läßt sich mit einer regressiven, trotzig-provokativen Ausdrucksweise wiedergeben. Werden Wünsche nicht prompt erfüllt oder nötige Forderungen an sie gestellt, reagiert Frl. K. mit recht primitiven ‹Schimpfserenaden› und unkontrollierten Handlungen wie Wegstoßen oder Schlagen.

Der **fünfte therapeutische Ansatz** sieht deshalb die Entwicklung eines ‹Verhaltenstherapeutischen Konzeptes› vor, unter Einbeziehung eines Neurologen.
Frl. K. bekommt vorübergehend eine leichte Unterstützung durch ein Neuroleptikum.

Mit dem Pflegeteam abgesprochen wird dazu ein

- einheitlicher Führungsstil, das heißt, ein freundlicher, konsequenter Umgang
- absolute Therapiepause mit Bettruhe (eine Woche), die Zuwendung geschieht durch zwei Bezugspersonen, die zugleich die pädagogische, psychologische Führung (mit Supervision) übernehmen.
  Dazu gehören: Informationen an die Patientin zum Krankheitsbild, evtl. Rehabilitationsabsichten/-möglichkeiten. Hilfestellung zur Auseinandersetzung mit der eigenen Behinderung – daraus wird evtl. eine realistische Einschätzung der Gesamtsituation möglich.

Die motorischen Voraussetzungen der Patientin rechtfertigen inzwischen die Versorgung mit einem eigenen Rollstuhl (Standard-Modell). Den Funktionsausfall der unteren Extremitäten kann Frl. K. besser annehmen, sie beteiligt sich deshalb aufmerksam an der Auswahl des Rollstuhl-Typs, im Hinblick auf das Design.

Im übrigen werden an dem Rollstuhl einige zusätzliche Adaptionen notwendig sein, wie z. B.:

- feste Sitzfläche und Rückenlehne
- Desk-Armlehnen
- Rollstuhl-Tisch
- Dekubitus-Fell.

Ein Einhand-Betrieb ist z. Z. noch nicht vorgesehen aufgrund der bestehenden Spastizität — assoziierte Bewegungen bei hohem Krafteinsatz — kann aber bei diesem Modell zusätzlich installiert werden. Aufgrund der psychischen Situation von Frl. K. ist auch ein Elektro-Rollstuhl gegenwärtig nicht sinnvoll.

Da die Patientin den allgemeinen Aktivitäten wieder aufgeschlossener gegenübersteht und auch unsere hausinterne Arbeitstherapie mit einem gewissen Arbeitseifer besucht, wird jetzt das Augenmerk auf eine mögliche Rehabilitation gelegt. Diesem Gedanken steht Frl. K. nicht mehr ganz so ablehnend gegenüber. Sie äußert zwar noch recht unrealistische Wünsche: «Ich möchte Ärztin werden!», läßt aber nach einigen Tagen diesen Plan mit der Bemerkung: «Na, dazu brauch ich ja wohl beide Hände — gut dann werde ich eben Töpferin!» wieder fallen.

Frl. K. wird zu einer **Rehabilitationsmaßnahme angemeldet.**

Zusammenfassung

Die Patientin hat alle Remissionsphasen durchlaufen. Zurück bleibt wohl ein Defektzustand mit erheblichen Einschränkungen, besonders im motorischen Bereich, außerdem ein Anfallsleiden.

Bei weiterhin intensivem therapeutischem Training, beispielsweise im gesamten Selbsthilfebereich, wird Frl. K. in der Lage sein, eine Wohnheimsituation mit einer auf ihre Fähigkeiten abgestimmten Tätigkeit im beschützenden Rahmen (WFB) zu bewältigen.

Fallbeschreibung 3

Herr S., 25 Jahre alt,

Diagnose

Globale hypoxämische Hirnschädigung mit Entwicklung eines apallischen Syndroms nach Schädel-Hirn-Trauma.

Ursache

Unklar! Der Patient brach an einer Straßenkreuzung auf seinem Motorrad bewußtlos zusammen.

Aus dem CT ergab sich nachträglich eine Schädigung einzelner Stammhirnganglien sowie ein Hydrocephalus internus, der als eventuelle Ursache für den plötzlichen Bewußtseinsverlust in Frage kommt.

1. Ergotherapeutische Befunderhebung

Im Januar 1986 wird Herr S. in unsere Einrichtung übernommen. Zuvor lag er drei Monate auf der Intensivstation eines Krankenhauses.

Auszüge aus der Befunderhebung der Ergotherapeutin:

Motorik. Beugespasmen, rechts betont, besonders in den oberen Extremitäten. Abgesehen von einer Beugekontraktur im Ellenbogen des rechten Armes keine wesentlichen Bewegungseinschränkungen bei passiver Bewegung, in den übrigen Gelenken der oberen Extremitäten nach Lösen der Spastik (rigide Form).

Ansätze zur aktiven Bewegung im linken Bein erzeugen erhebliche pathologische Tonuserhöhungen.

Kopfkontrolle. Der Patient hebt den Kopf bei Bauchlage ein wenig von der Unterlage ab, kann ihn aber nur kurz halten, er kippt dann seitlich weg.

Mundmotorik. Schluckreflex vorhanden. Herr S. schluckt beim Sondieren nach, Beißreflex, leicht spastische orale Muskulatur – Zunge.

A-Mimik

Blickkontakt kann kurzfristig gehalten werden, Bulbi gleiten nach links oben ab, die Augen schauen ins ‹Leere›.

Wahrnehmung

Bei Ansprache kommt es zu einer Tonuserhöhung, die sich bei ihm vertrauten Personen verstärkt. Im übrigen kein Unterscheiden von Personen zu erkennen, dagegen fixiert Herr S. kurz Gegenstände, die ihm entgegengehalten werden.

Vegetative Funktionsstörungen

- Der Wach-Schlaf-Rhythmus ist stark an Belastungssituationen gebunden. Herr S. schläft viel, seine Belastungszeit beträgt ca. 15 Minuten.
- Schwitzen, Gesichtsrötungen in allen Belastungsmomenten
- Blasen-/Darm-Inkontinenz (Kondom)
- Nährsonde
- Kreislaufverhalten: recht stabil
- Temperaturerhöhungen bis wenige Tage nach der Verlegung (38°)

Keine oralen Schablonen, Massenbewegungen.

2. Pflegerische/therapeutische Interventionen – erster therapeutischer Ansatz

Abgesehen von einer sorgfältigen, fachlich-kompetenten ärztlichen Versorgung, wie in allen beschriebenen Fällen sowie den üblichen Intensiv-Pflegemaßnahmen, in dieser apallischen Phase.

- Spezieller Lagerungsplan mit regelmäßiger Bauchlage.
- Motorisches Funktionstraining, vorübergehend noch passiv. Bewegungsübungen sowie Anbahnen gesunder Bewegungen (fascilitieren-inhibieren)
- Regelmäßige, adäquate Ansprache.
- Belastungssteigerung.

Zu Beginn der **zweiten Behandlungswoche** liegt der Schwerpunkt in der Bewältigung elementarer Probleme.

- Die Spastizität der oralen Mundmuskulatur sowie der Beißreflex erschweren die orale Nahrungsaufnahme – daher Nährsonde!
- Durch die bestehende Spastizität/Rigidität ist Herr S. sehr kontrakturgefährdet
- Herr S. gewinnt zunehmend Orientierung und sucht nach Möglichkeiten einer Verständigung.

Daraus ergibt sich der **zweite therapeutische Ansatz** in Form einer:

- Mund-/Eßtherapie
- Schienenversorgung – nach sorgfältigem Abwägen (s. Kap. 4.8)
- Rollstuhlversorgung
- Ebenso ist man um eine Kommunikationsebene bemüht.

Eßtraining

Zuvor die spastische Mund- und Kiefermuskulatur lockern; die Nahrung kann anschließend über einen Löffel dargereicht werden (passierte Kost). Bei diesem Vorgang benötigt Herr S. noch Hilfestellung zum Mundschluß. Noch geschehen alle Trainingsmaßnahmen vom Bett aus. **Belastungszeit ca. 10–15 Minuten.**

Lagerungsschiene

Da — besonders in der rechten oberen Extremität — eine gravierende Beugespastizität besteht, entschließt sich das Behandlungsteam zu einer Schienenversorgung der rechten oberen Extremität, um die drohende Kontrakturbildung aufzuhalten.
Diese Handlagerungsorthesen werden aus einem leichten Kunststoff hergestellt und so gut abgepolstert, bzw. auch großflächig angelegt, daß keine neuen Druckstellen und damit keine die Spastik stimulierende Reize auftreten können.

Rollstuhlversorgung

Die stabile Kreislaufsituation des Patienten erlaubt schon in der **zweiten Woche** ein Aufsetzen/Umsetzen in den Postura-Rollstuhl. Zugleich erweitert sich dadurch auch wieder das Wahrnehmungsfeld des Patienten.
Belastungszeit zweimal täglich eine Stunde — vorübergehend!

Kommunikation

Herr S. beginnt aufmerksam an den Pflege- und Therapieabläufen teilzunehmen und sich z. B. durch betonten Blickkontakt mitzuteilen. Es fällt ihm auch nicht schwer, eine einfache Kommunikationsebene, zunächst in Form eines Code-Systems, zu erlernen.

Dritte Woche: Rasches Fortschreiten der Remission — inzwischen **dritte Remissionsphase**

Herr S. versteht alle Bewegungsaufträge und versucht, sie nachzuvollziehen. Bei aktiven motorischen Leistungen verstärkt sich jedoch seine Spastik. Diesem Problem versuchen wir durch eine gezielte Spastik-Behandlung nach der Bobath-Methode zu begegnen; parallel dazu mit Übungen, die den Wahrnehmungsbereich des Patienten stimulieren. Es zeigt sich, daß Herr S. beispielsweise Farben und Formen gut unterscheiden kann und auch hinsichtlich Körperbild, Körperbegriff und Körperschema keine wesentlichen Ausfälle zu erkennen gibt.
So wirkt der Patient lebhaft bei seiner Rollstuhlbestellung mit und entscheidet sich für ein rotes Grundgestell mit einer grauen Sitzbespannung, laut Katalog!
Die Übungen zur Kopfkontrolle verbessern sich, besonders aus der Bauchlage heraus. Nach diesem Training ist Herr S. so entspannt, daß er über den ‹Stand› in den Rollstuhl umgesetzt werden kann. Mit der linken Hand gelingen Herrn S. einfache Greifübungen: dabei aktiver Einsatz von Vorderarm, Hand sowie dem zweiten und dritten Finger. Greifen und Loslassen bereiten ihm keine Schwierigkeiten.
Belastungszeit: 30 Minuten.

In der fünften Woche: – ausklingende Korsakow-Phase –

Gute Fortschritte, besonders beim Eßtraining. Herr S. nimmt ca. 1/2 Essensportion, z. B. Kartoffelbrei, Soße, passiertes Gemüße in ca. 45 Minuten auf. Immer häufiger zieht er unwillig seine Nährsonde, ist aber wegen der Flüssigkeitszufuhr noch darauf angewiesen, da die orale Aufnahme noch ungenügend funktioniert.

Sechste bis zehnte Woche und dritter therapeutischer Ansatz

Remissionsstand: Herr S. bewegt sich mit großen ‹Schritten› der Integrationsphase entgegen.
Er wirkt deutlich munterer, kann Gegenstände und Personen auch außerhalb seines Gesichtsfeldes wahrnehmen, sie fixieren und zuordnen. Einfache, situationsbedingte Aufträge werden verstanden und ausgeführt. Im Bereich der Perzeption sind keine groben Ausfälle zu beobachten. Es entwickelt sich eine sehr gute Zusammenarbeit mit der Mutter des Patienten. Zu beiden Elternteilen, aber auch zu seiner jüngeren Schwester besteht eine enge emotionale Beziehung. Herr S. erhält oft Besuch, sowohl von seinen Eltern als auch von seinen Freunden.
Sehr aktiv, aber auch geschickt im Umgang mit Herrn S. zeigt sich seine Mutter, die bald einzelne pflegerische/therapeutische Aufgaben an ihrem Sohn übernimmt, der sie mit einer außerordentlichen Zuwendung belohnt, was sich in Begrüßung, ‹Unterhaltung› äußert.
Durch sie erfährt der inzwischen recht wache und sich seiner Behinderung bewußt werdende Kranke immer wieder Ermutigung und neue Motivation.
Das Eßtraining wird weiterhin intensiv durchgeführt. Herr S. übt verstärkt das Trinken mit dem Strohhalm, nachdem die oralen Spasmen weitgehend abgebaut und der Mundschluß gebahnt werden konnte.

Zehnte bis zwanzigste Woche und vierter therapeutischer Ansatz

Die Nährsonde wird entfernt, der Patient zeigt erste tonale Ansätze. In diesem Zusammenhang setzt eine logopädische Behandlung ein, wobei sich die sprachtherapeutischen Übungen in die ergotherapeutischen Behandlungen einbeziehen lassen, aber ebenso Unterstützung im Pflegeteam erfahren.
Die Zielsetzungen der Ergotherapeutin konzentrieren sich verstärkt auf ein neuro-psychologisches Training, hier im Hinblick auf die Konzentrations- und Merkfähigkeit sowie auf weitere seriale Leistungen.
Im Rahmen seiner motorischen Fähigkeiten kann Herr S. grobmotorische Leistungen sichtbar verbessern:
Herr S. sitzt frei auf der Bettkante und hält dabei für kurze Zeit seinen Kopf in einer Mittelstellung. Die Kopfstütze am Rollstuhl wird entfernt, Herr S. erhält stattdessen einen Rollstuhl-Tisch.

Gleichzeitig werden die ergotherapeutischen Behandlungen zeitweise mit einem Stehtraining auf der Stehtrainigsbank verbunden.

Parallel dazu Übungen auf

- Ball, Matte, Rolle – zum Aufbau der Stützfunktionen bei Abbau pathologischer Stell- und Lagereflexe
- Aus der Bauchlage: Herr S. kann seinen Kopf heben und sicher nach rechts und links ablegen (drehen)
- Bei den Stützübungen geschieht ein betonter Einsatz der linken Extremität (Arm), aktive Bewegungen sind aus dem Vorderarm heraus möglich.

Eßtraining

Das Darreichen der Mahlzeiten übernimmt jetzt das Pflegeteam.
In der Ergotherapie beübt Herr S. das selbständige Einnehmen der verschiedenen Nahrungsangebote, vor allem die Hand-/Mundführung mit einem zunächst adaptierten Löffel. Notwendig sind außerdem eine rutschfeste Matte sowie ein Tellerrand.
Der störende Beißreflex tritt auch bei diesem aktiven Tun nicht mehr auf.

Kommunikation

Mit verbesserter Mundmotorik entwickeln sich nun erste sprachliche Ansätze. Herr S. formt mit Mund und Lippen einzelne Vokale. Darüber hinaus trainiert er fleißig auf seiner Buchstaben-Tafel und Schreibmaschine.
So entwickelt sich ein erstaunlich umfangreiches Kommunikationssystem, getragen von einer inzwischen lebhaften Gestik und Mimik.

Ab der 20. Woche

Gedanken zu einer möglichen Rehabilitation.

Motorik

Es ist kaum zu erwarten, daß Herr S. seine volle Bewegungsfähigkeit zurückerlangen wird.
Da aber Kopf- und Rumpfkontrolle von dem Patienten gut beherrscht sowie spastische Bewegungsmuster bei entsprechender Sitzposition unterbrochen werden, geschieht eine Rollstuhlversorgung mit einem Standard-Rollstuhl. Feste Sitzfläche und Rückenlehne sowie ein zusätzlich angebrachter Rollstuhl-Tisch ermöglichen Herrn S. die Korrektur seiner Körperhaltung.
Bei allen Tätigkeiten setzt der Patient seine in sämtlichen Funktionen bessere linke Extremität ein, wobei er sich auf der rechten Seite abstützt.

Geistig-funktioneller Bereich

Abgesehen von einer guten Abstraktionsfähigkeit fallen weiterhin erhebliche Konzentrations- und Merkschwächen auf.
Im übrigen schreibt Herr S. wieder kleine Geschichten, die logisch aufgebaut und von humorvollem Inhalt sind (Redakteur). Zugleich liest er sehr gerne, dadurch gibt es für diesen Patienten im Tagesverlauf wenig ‹leere› Zeiten.

Sozialverhalten

In allen Teilbereichen zeigt Herr S. ein recht adäquates Verhalten. Er ist motiviert und in seiner Stimmungslage ausgeglichen.
Leichte Kritik- und Distanzschwächen drücken sich zeitweise in Unmutsäußerungen aus: er zeigt beispielsweise dann jedem einen ‹Vogel›, unabhängig von dessen Stand und Person, bzw. bedient sich entsprechend grober Ausdrucksweisen.
Die Eltern können diese Verhaltensänderung ihres Sohnes anfangs schwer einordnen, zumal sie ihn immer als einen höflichen, freundlichen jungen Mann erlebten.
In diesen Wochen setzt sich Herr S. verstärkt mit seiner Krankheit/Behinderung auseinander. So möchte er von allen Seiten etwas über Dauer sowie Art und Weise dieser Behinderungsform erfahren, bittet um Aufklärung seines Unfalles und Informationen zu den einzelnen Behandlungsschritten. Zu diesem Zeitpunkt finden psychotherapeutische Gespräche statt.
Im übrigen ist Herr S. oft zu Späßen aufgelegt, die das Pflegeteam und die Eltern in Erstaunen versetzen. Seine Kommunikation bewegt sich noch im nonverbalen Bereich.

Anfang April 1986

Anmeldung zu einer Rehabilitationsmaßnahme in einem Rehabilitations-Zentrum.

Ziel:

Intensivierung des motorischen Funktionstrainings sowie seiner sprachlichen Fähigkeiten, evtl. berufliche Integration.

Juli 1986

Verlegung in ein Rehabilitations-Zentrum. Der Aufnahmeantrag wurde zunächst für **zwölf Wochen** bewilligt.

Die geschilderten Therapieverläufe ließen eine recht kontinuierliche Remission erkennen, die durch ein breitgefächertes Angebot therapeutischer Maßnahmen unterstützt wurde.

Das darf aber nicht darüber hinwegtäuschen, daß es auch in unserer Einrichtung eine große Anzahl apallischer Patienten gibt, die stagnierende Verläufe oder gar ein Zurückfallen auf tiefere Remissionsstufen aufzeigen.

Ein solcher Remissionsverlauf ist — abgesehen von Art und Umfang der Hirnschädigung — auch abhängig vom Lebensalter, der Vorgeschichte des Patienten und nicht zuletzt der Pflege- und Therapiesituation.

Bei diesen Patienten können unsere Bemühungen in Pflege und Therapie dazu beitragen, ihnen ihr verbliebenes oder zurückgegebens ‹Leben› erträglich zu gestalten.

Einige Aspekte zur Pflege und Therapie

- Kontrakturprophylaxe/Dekubituspflege
- Lagerungen, Bewegungsübungen
- Sorgfältige Körperpflege, besonders auch bei Trachea-Patienten
- Ausgewogene Ernährung — auch Sondenkost
- Unterstützung der vegetativen Funktionen
- Entwicklung eines Kommunikationssystems — Code-Sprache, regelmäßige Ansprache
- Einbeziehen in Fest- und Gruppenaktivitäten — auch als ‹nur› Zuhörer, Aufenthalte auf dem Balkon, im Aufenthaltsraum — dies bietet Situationswechsel!
- Gestalten der Zimmerecke, z.B. mit Mobiles, Bildern mit großen Motiven, Blumen, einer Spieluhr, dosiertem Musikangebot
- Kontakt zu den Angehörigen pflegen/aufrechterhalten
- Sorgfältige Patientenbeobachtung mit schriftlichem Verlaufsprotokoll, beispielsweise erwachende Wahrnehmungsfunktionen registrieren und therapeutisch nutzen
- Bade-, Dusch- und Pflegeaktionen mit basaler Stimulation verbinden
- Mund- evtl. auch Eßtherapie anbieten.

Bedenken wir in diesem Zusammenhang noch einmal die Komplexität und Variabilität dieses Krankheitssyndroms, so läßt sich erklären, daß Patienten nach einer langen, intensiven Pflegesituation plötzlich wieder Fortschritte im Remissionsverlauf zeigen.

Deshalb ist es so wichtig, den apallischen Patienten vor schweren Dekubitalgeschwüren und schweren Kontrakturen zu schützen, um ihm so evtl. wiedereinsetzende motorische Funktionen zu ermöglichen.

Die nun folgende Fallbeschreibung mag dafür Beispiel sein!

Fallbeschreibung 4

Herr K., 44 Jahre alt,

Diagnose

Zustand nach subduralem Hämatom mit nachfolgend apallischem Syndrom, Hemiparese rechts, Sehverlust des rechten Auges, Hirnorganisches Psychosyndrom, Stuhl- und Harninkontinenz, Hemianopsie.

Ursache

Herr K. wurde als Fußgänger auf dem Fußweg von einem Mopedfahrer angefahren.

Nach der Behandlung auf der Intensivstation eines Kreiskrankenhauses erfolgt die Verlegung in ein Pflegeheim und von da aus aufgrund wiederholter aggressiver Verhaltensweisen die Einweisung in eine psychiatrische Klinik.
Aus dieser Einrichtung wird Herr K. im Jahre 1980 in unser Haus aufgenommen.
Herr K. wird als vollständig pflegeabhängig, weil bewegungsunfähig, desorientiert und zeitweilig aggressiv beschrieben. Die Prognose erscheint ungünstig, das Schädel-Hirn-Trauma, in dessen Folge sich ein apallisches Syndrom entwickelte, liegt zu diesem Zeitpunkt zweieinhalb Jahre zurück. Der Remmissionsverlauf geht bis dahin schleppend, teilweise stagnierend vor sich.

1) Ergotherapeutische Befunderhebung

Motorik

Leichte Hemiparese rechts mit geringfügiger Bewegungseinschränkung im Schultergelenk; im übrigen eine intakte Motorik bei allen Spontanbewegungen.
Bewegungsaufträge lassen motorische Reaktionen vermissen oder können nur mangelhaft geplant werden. Passiven Bewegungen gegenüber leistet Herr K. Widerstand.
Dadurch wirkt der Patient insgesamt bewegungsarm/-unfähig.

Vegetative Funktionen

Sie zeigen nur minimale Beeinträchtigungen, so daß sie unerwähnt bleiben können. Herr K. befindet sich in einem recht guten Allgemeinzustand und erscheint belastungsfähig.

Wahrnehmung

Massivste Ausfälle sind hingegen auf dem Gebiet der Tiefensensibilität, dem Raum-/Lageempfinden, der Vibration und dem Gleichgewicht sowie der Oberflächensensibilität in allen ihren Qualitäten zu beobachten. Die beschriebene Bewegungsunfähigkeit mag – neben der Hemiparese – hier ihren Ursprung finden.
Damit verbunden fallen Störungen des Körperbegriffs – Körperimagos – u. Körperschemas auf.
In diesem Zusammenhang sind ebenso die Beeinträchtigungen in der Alltags-/Gebrauchsbewegung, wie sie sich zu einem späteren Zeitpunkt deutlich darstellen, zu erwähnen; daneben Orientierungsstörungen zu Person, Zeit, Ort.
Die Hemianopsie (siehe Diagnose) ist im Umgang mit Herrn K. bemerkenswert. Der Patient ignoriert seine rechte Körperhälfte zu dieser Zeit völlig, ebenso alle von der rechten Seite dargebotenen Stimuli. Lange noch ißt Herr K. nur die linke Hälfte auf seinem Teller oder übersieht Medizin, Pudding, Salat und dergleichen mehr auf der rechten Seite des Tabletts.

Sozialverhalten und Kommunikationsfähigkeit

Herr K. zeigt von Anfang an ein sehr kontaktfreudiges Verhalten. Er ist freundlich, überschwenglich, fast euphorisch, d.h., er kann sich in seinen Stimmungen nur schwer steuern, Distanzgrenzen verlieren sich dadurch. Andererseits treten ungezügelte Aggressionen auf, besonders dann, wenn der Patient überfordert wird.
Sprechen kann Herr K. zunächst nicht; es gelingen ihm jedoch Tonfolgen. Er beginnt zu summen, bald auch zu singen (innerhalb der Musiktherapie). Eine gemeinsame Kommunikationsebene läßt sich vorübergehend nicht finden, allenfalls in Zusammenhang mit entsprechenden emotionalen Reaktionen. Trifft das Pflegeteam die Wünsche des Patienten, so zeigt er eine große Freude, andererseits reagiert er ungehalten oder böse (ärgerlich). Es glingt ihm später, auf Fragen im Telegrammstil zu antworten: Ja/Nein, mag nicht, komm' gleich ... etc.

Funktionsstörungen der Hirnleistung

Intermodale und Seriale Leistungsstörungen

Im Umgang mit Herrn K. fallen gravierende Beeinträchtigungen in der Konzentration, der Assoziation, besonders jedoch im Kurzzeitgedächtnis auf, etwa im Sinne eines Sekundengedächtnisses.
Selbst bei starken emotionalen Reizen werden Personen nicht erkannt, nicht richtig zugeordnet, Situationen vergessen. Beispiel: Herr K. wird von seinem Bruder besucht, erkennt diesen jedoch nicht, ist sehr verunsichert, fast

hilflos. Als der Besuch das Zimmer wieder verlassen hat, kann sich Herr K. unmittelbar danach nicht mehr daran erinnern.

Die Ehefrau des Patienten berichtet uns, daß ihr Mann gerade zu diesem Bruder ein besonders gutes Verhältnis habe.

Ebenso ergeht es mit Besuchen seiner Ehefrau; hier entstehen wiederholt Verwechslungen mit einzelnen Pflegepersonen, nicht selten verbunden mit aggressiven Äußerungen bei Richtigstellung der Situation.

Selbsthilfe

Herr K. ist zunächst pflegeabhängig, auch inkontinent. Die Nahrungsaufnahme kann über den Löffel oral erfolgen. Getränke nimmt der Patient mit einem ‹Schnabelbecher› auf.

Feste Nahrung vermag Herr K. gut und koordiniert zu kauen und zu schlucken.

Aufgrund dieser Befunderhebung läßt sich Herr K. zu diesem Zeitpunkt etwa auf der vierten bis fünften Remissionsstufe vermuten.

Erster therapeutischer Ansatz

Die Zielsetzung beinhaltet alle Behandlungsverfahren zur Verbesserung der Wahrnehmungsfähigkeit, anfangs mit basaler Stimulation innerhalb der Pflegeabläufe.

Übungen zur Körperwahrnehmung lassen sich bei Herrn K. über Musik und Rhythmik auf jede spielerische Weise durchführen. Es gelingen ihm so bald wieder die Übergänge in verschiedene Positionen: von der Rücken- in die Seit-/Bauchlage, auch der Übergang vom Liegen zum Sitzen und Stehen und Gehen.

Zwei Monate später kann Herr K. am Handlauf oder mit Unterstützung der pathologischen (rechten) Seite durch die Therapeutin gehen.

Die Hemiparese fällt hier kaum noch auf. In dieses Behandlungsprogramm lassen sich immer wieder alle alltagsbezogenen Handlungen einfügen.

Selbständigkeits- u. Orientierungstraining!

Herr K. hat Mühe bei der Handhabung des Eßbestecks, er ißt deshalb gerne mit den Fingern, trinkt auch aus der Kaffeekanne (Apraxie).

Ähnlich beim Anziehtraining. Hier werden Kleidungsstücke nicht erkannt, ausgelassen oder vertauscht. Vorausgehend dazu ein Training zur Hand-Hand-, Hand-Mund-, Hand-Auge-Koordination sowie zur Beübung des Körperbewußtseins.

Besonders gerne übt Herr K. vor dem Spiegel: Er erkennt sich wieder, nennt dabei seinen vollen Namen, zeigt auf die einzelnen Körperteile im Spiegel, bald darauf zusätzlich an sich selbst.

Körperpuzzle-Spiele, Übungen an der Knopf-, Schlaufen und Ösen-Tafel, ebenso Begriffe aus dem Bereich der Visuomotorik (oben, unten, vorne, hinten, links, rechts) gehören zu den sich wiederholenden, aber auch zu den variierenden Behandlungsangeboten. – Sie werden darüber hinaus kontinuierlich mit in die Pflege einbezogen.

Parallel dazu bietet sich ein realitätsorientiertes Training an, anfangs in Form eines 24-Stunden-Programms, das heißt, dem Patienten regelmäßig Monat, Wochentag, Tages- und Uhrzeit, Ort benennen, Bezugspersonen zuordnen, Vor- und Zuname des Patienten in allen Begegnungen erwähnen, sich selbst vorstellen. Beispiel: «Ich bin Schwester Susanne, Ihre Stationsschwester.» Zimmertür, Bett des Patienten markieren (mit einem Foto vom Patienten), Toiletten- und Waschraum sowie den Wäscheschrank ebenfalls mit Farbsymbolen kennzeichnen und anderes mehr.

Auf diese Weise lernt sich Herr K. in seinem unmittelbaren Umfeld zurechtzufinden: er erkennt und benennt seine Bezugspersonen, kennt seinen vollen Namen, seinen Heimatort. Er erinnert sich bald wieder an seine Vergangenheit, seine Familie und seinen Beruf.

Die Leistungen des Kurzzeitgedächtnisses verbessern sich, sind jedoch weiterhin erheblichen Schwankungen unterworfen.

Nach sechs Monaten intensivster Einzeltherapie bieten wir Herrn K. eine Behandlungspause an. Während der therapeutischen Arbeit entsteht der Eindruck, daß der Patient im Augenblick neue Behandlungsangebote nicht mehr aufnimmt, sondern Zeit benötigt, die wiedererlangten Fähigkeiten auf den Alltagsbereich zu übertragen, um Erfahrungen daraus ohne zusätzliche Stimulation verarbeiten zu können.

Herr K. nimmt stattdessen an den Gruppenaktivitäten seiner Station teil, zieht sich aber zurück, wenn er überfordert ist.

Es folgt eine Zeit, in welcher der Patient von sich aus tätig wird: Er besucht andere Stationen, geht in sein Zimmer, legt sich in sein Bett, spaziert auf dem Balkon umher, nimmt Kontakt zu Mitpatienten auf. Seine Stimmungslage wirkt ausgeglichener, aggressive Verstimmungen sind nur noch selten zu beobachten.

Etwa zwölf Monate nach der Aufnahme des Patienten in unsere Einrichtung beginnen wir, in Absprache mit dem Arzt sowie der Station, einen zweiten therapeutischen Ansatz.

Zweiter therapeutischer Ansatz

Dieser verfolgt das Ziel, besonders die Gedächtnisfunktionen, in Verbindung dazu die Orientierungsfähigkeit und Teilbereiche der Wahrnehmung aufzutrainieren. Die einzelnen Übungen beziehen sich nun überwiegend auf den lebenspraktischen Bereich.

Beim Anziehen

- Herausfinden eines Kleidungsstücks unter anderen
- Reihenfolge beachten, behalten
- Wiedererkennen und Zuordnen: die Kleidung zueinander, zu den Körperteilen

- Gesichtsfeld erweitern – Hemianopsie
- Geschicktes Hantieren: Hand-Hand-, Hand-Auge-Koordination
- Verstehen verbaler Aufträge, ebenso deren Inhalt
- Grobmotorik verbessern:
  Das Anziehen kann im Sitzen/Stehen geschehen. Der Patient muß sich nach vorne beugen, beispielsweise um seine Schuhe zu binden, gleichzeitig wieder Körperschemaübungen mit Kreuzen der Mittellinie beim Schleifenbinden.

So wie bei diesem Beispiel verbinden sich sehr oft verschiedene Behandlungsziele in einer Übung:

- Bei Gesellschafts-, Quiz- und Ratespielen
  - im Ballspiel
  - beim Backen, Kochen, Abwaschen/Abtrocknen von Geschirr, beim Tischdecken
- Auch Außenaktivitäten
  - Cafè-Besuche
  - Einkaufsbummel
  - Grillfest
  - Ausflüge – Zoo-Besuch etc.
  - jede Form der Fest- und Feiergestaltung
- Gemeinsames Musizieren
  auch mit musiktherapeutischem Akzent
- Blumenpflege, Tierpflege
- Sportliche Aktionen
  - Gymnastik
  - Radfahren
  - Schwimmen.

Ein in der Ergotherapie neu dazugekommener Zwerghase beeindruckt Herrn K. sehr. In seiner Freude (emotionaler Stimmung) gelingen ihm die ersten spontanen verbalen Äußerungen.
Herr K. beantwortet von jetzt an hin und wieder Fragen bzw. Kommentare in einem längeren Satz. Beispiel: Therapeut: «Herr K., heute nachmittag feiern wir Geburtstag!» Patient: «Oh, Mensch, klasse, toll, bombig – gibt's da auch viel Kuchen?»
Derartige Äußerungen geschehen besonders häufig bei hohen emotionalen Reizen: Lieblingsessen, Besuch der Eltern, Einladung zum Ausflug usw. Zunehmend fallen dabei Störungen im Sinne einer amnestischen Aphasie auf. Eine kurzfristig dazwischengeschaltete logopädische Behandlung unterstützt und ergänzt das therapeutische Gesamtprogramm.
Die gute Motivation des Patienten führt diesen zunehmend zu eigenständigen Leistungen, aus denen sich von Zeit zu Zeit neue Behandlungsansätze ergeben. Im ergotherapeutischen Rahmen sind es schwerpunktmäßig Maßnahmen zur Aktivierung der Hirnleistungsfunktionen.

Alle therapeutischen Initiativen finden eine zuverlässige und kontinuierliche Begleitung durch das Pflegeteam.

Der Trainingserfolg fällt dementsprechend positiv aus:

- Herr K. erledigt inzwischen den Toilettengang ohne jede Hilfe
- In der Körperhygiene sowie dem An- und Auskleiden: es ist für den Patienten noch eine Unterstützung insofern, als er an Reihenfolge und Durchführung erinnert wird
- Sprachliche Fehlleistungen nimmt Herr K. bewußter war: Er kommentiert ein nicht in den Zusammenhang passendes Wort ungehalten oder entschuldigt sich, wenn ihm im Gesprächsverlauf Begriffe nicht einfallen.
- Herr K. kann in unsere hausinterne Arbeitstherapie (Kugelschreiber-Montage) integriert werden und zeigt auch hier eine erstaunliche Belastungsfähigkeit, Motivation und Ausdauer
- Ebenso bewegt sich der Patient inzwischen selbständig durch das Haus, findet mit Hilfestellung auf seine Station, ohne Hilfestellung von da aus in sein Zimmer zurück
- Im sozialen Rahmen zeigt sich Herr K. nach wie vor kontaktfreudig; geht von sich aus auf Mitpatienten und Mitarbeiter zu, ist zu kurzen Konversationen bereit. In seinem Gesamtverhalten läßt Herr K. jedoch weiterhin Distanz- und Kritikschwächen erkennen.
  Der Remissionsstand deutet zu dieser Zeit auf eine ‹Korsakow›-Phase hin. Wesentliche Entwicklungsfortschritte lassen sich im Augenblick nicht mehr erkennen.
  Der Patient ist inzwischen sechs Jahre in unserer Einrichtung. Die Kontakte zur Familie bleiben Herrn K. erhalten. Von Zeit zu Zeit darf er zu seinen Eltern fahren. Unsere Gedanken richten sich auf eine mögliche Rehabilitation: etwa in eine Werkstatt und Wohnheim mit beschützendem Charakter.

4.8 Hilfsmittelversorgung

4.8.1 Rollstuhl

Die Rollstuhlversorgung ist auch beim apallischen Patienten im frühen Stadium der Remission abhängig von

— dem Schweregrad der körperlichen Behinderung
— der Bewußtseinstätigkeit
— seiner vegetativen Situation.

Nur in wenigen Fälle ergibt sich im Pflegeheim für den Patienten die Chance, rollstuhlunabhängig zu werden, d.h., das Laufen wieder zu erlernen.
Dagegen werden uns unzählige Varianten innerhalb der Rollstuhlversorgung angeboten. Nachfolgend einige Beispiele.

● Der Patient sitzt vorübergehend im sog. **Postura-Rollstuhl** Abb. 33b. Er ermöglicht dem Patienten durch seine spezielle Konstruktion einen sehr frühen ‹Bettersatz› mit stufenweisem Übergang in die Sitzposition
● Im weiteren Trainingsverlauf ergibt sich daraus meist ein Übergang zu dem wendigeren **Standard-Rollstuhl** Abb. 34b. Auch dieser Rollstuhl bietet vorübergehende Adaptionshilfen in:
— fester, u.U. verlängerter Rückenlehne Abb. 33a
— fester Sitzfläche
— dem Rückhaltesystem mit einem Rollstuhltisch
— verändertem Sitz- oder/und Hüftwinkel.

Dieser Standard-Rollstuhl mit Rückhaltesystem ist besonders gut geeignet für Patienten mit Beuge- und/oder Streckspasmen, jedoch zunehmender Rumpf- und Kopfkontrolle.

Begründung

Verlängerte Rückenlehne und feste Sitzfläche geben dem Patienten Stabilität und Haltungskorrektur.

Rückhaltesystem

● **Bügel** verhindert die Streckung in der Hüfte und damit das Vorrutschen, Herausgleiten aus dem Rollstuhl.
● **Adduktorenkeil,** er garantiert eine Abduktion der Beine und hemmt die Beuger-/Streckeraktivität. Eine physiologische Sitzhaltung mit 90°-Stellung in Hüfte, Knie und Fußgelenken bleibt gewährleistet.
● **Rollstuhl-Tisch,** dieser ermöglicht eine sorgfältige Arm-/Handlagerung bei Spastizität, ein gleichmäßiges, symmetrisches Belasten der

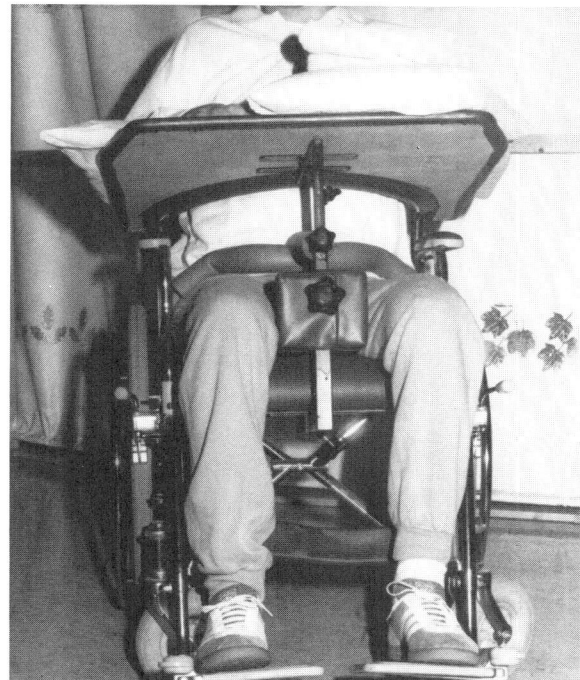

Abb. 33a: Standard-Rollstuhl mit Desk-Armlehnen, festem Sitz, fester Rückenlehne und ‹Rückhaltesystem›:
— Rollstuhl-Tisch
— Rückhaltebügel
— Adduktorenkeil
Das Rückhaltesystem ist in Höhe und Tiefe verstellbar, der Rollstuhltisch abnehmbar.

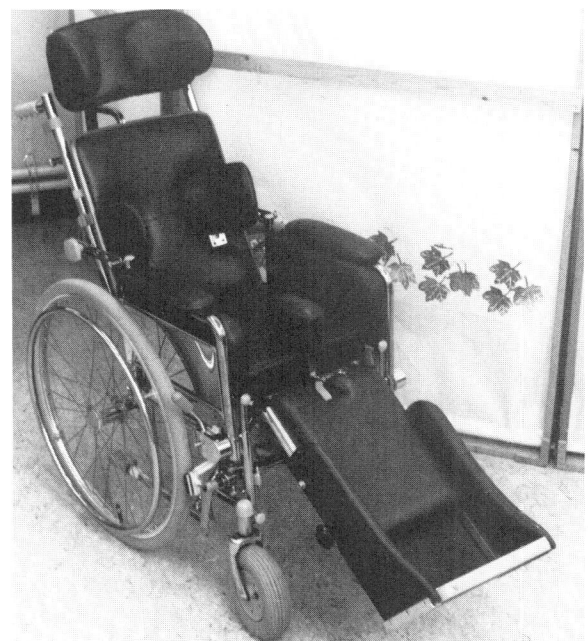

Abb. 33b: Postura-/Forma-Rollstuhl.

oberen Extremitäten, ein aktives Abstützen des Oberkörpers und dadurch die Intensivierung der Kopf-/Rumpfkontrolle sowie eine kurzfristige Ablage für Trinkgefäß, Kommunikator und Ähnliches mehr.

Das Rückhaltesystem wurde von einem kleinen Arzt-/Pflege-/Therapeutenteam im Oberrheinischen Pflege- und Therapiezentrum Offenburg entwickelt und ist inzwischen über Jahre erprobt und bewährt.

Feste Sitzfläche

Durch eine feste Sitzfläche lassen sich pathologische Veränderungen an Hüfte und Wirbelsäule weitgehend vermeiden.

Hüftwinkelveränderungen

Hüftwinkelveränderungen um ca. 15° blockieren die Streckeraktivitäten bei Spastizität.

Desk-Armlehnen (abnehmbar)

Der Rollstuhl läßt sich sehr gut an den Tisch heranfahren, ein wenig unterfahren. Die abnehmbare Armlehne erleichtert das Umsetzen des Patienten.

Fußkasten

Er bietet eine stabile Auflagefläche für die Beine, besonders bei Beugespasmus, Ataxie und rigidem Haltungsmuster.

Zur Dekubitus-Prophylaxe: Dekubitusfell, Gel-Kissen und Ähnliches.

Vorsicht

Beim Bemessen des Rollstuhles vorher mit angeben!

Bemerkung

- **Desk-Armlehne** ist bei einigen Firmen (Rollstuhlmodellen) so tief geschnitten, daß Patienten mit Paraplegien im Beinbereich nur ungenügend Halt finden.
- **Kopfstütze,** ein Abstützen des Kopfes ist in der Erstphase der Mobilisation vorübergehend notwendig. In seinem Therapieprogramm wird es der Patient jedoch sehr bald lernen, sich mit seinen Unterarmen aus seinem Rollstuhltisch abzustützen und den Kopf zu kontrollieren. Die Kopfstütze wird dann entfernt werden können.
- Mit zunehmender Rumpf-/Kopfkontrolle gelingt es dem Patienten bald, sich auf seinen Armlehnen abzustützen, zu diesem Zeitpunkt entfällt dann auch der **Rollstuhl-Tisch.**

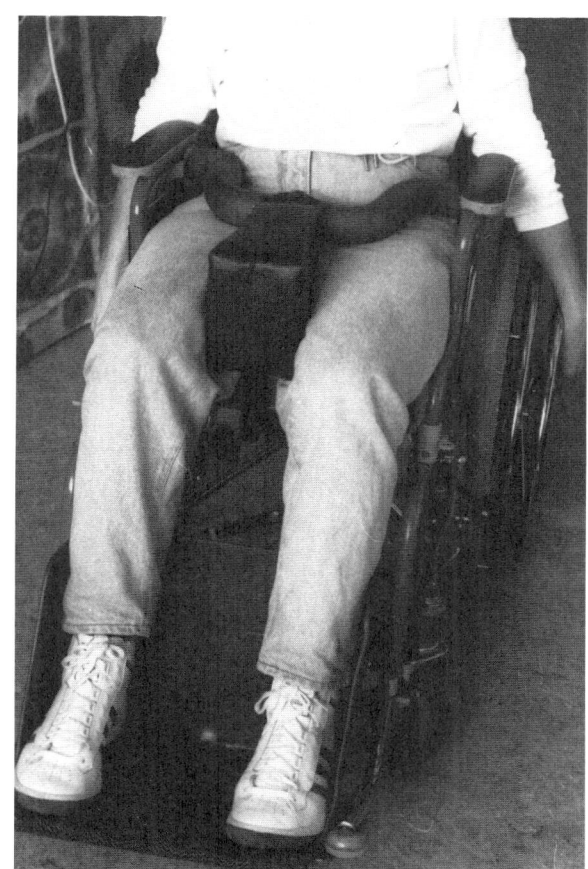

Abb. 34a: ‹Einhänder›-Roll-
stuhl mit:
— Rückhaltesystem o. Tisch
— Fußkasten
— fester Rückenlehne
— fester Sitzfläche.

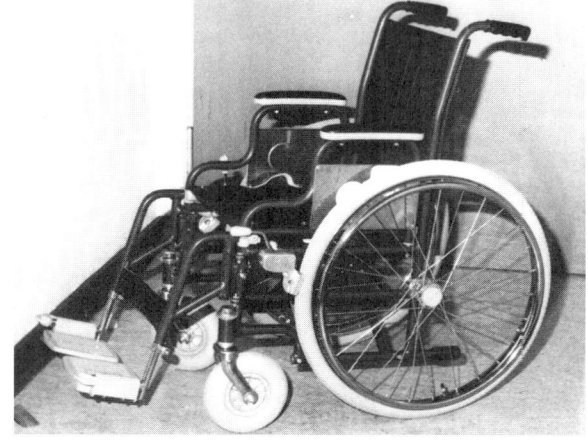

Abb. 34b: Standard-Rollstuhl mit:
— abnehmbaren Desk-Arm-
   lehnen
— abnehmbaren, ab-
   schwenkbaren Fußstützen
   mit Wadenband
— flexibler Rückenlehne
— flexibler Sitzfläche.

Einhänder-Rollstuhl (Abb. 34a)

Er wird eingesetzt bei einseitigem Funktionsausfall der oberen und unteren Extremitäten.
Die Frage, inwieweit der apallische Patient seinen Rollstuhl selbständig bedienen kann, läßt sich zu Beginn der Behandlung oft noch schwer einschätzen. Bei vorliegender Spastizität wird man in der Versorgung mit einem Einhänder-Rollstuhl zurückhaltend sein, weil seine Bedienung – abgesehen von einem erheblichen Kraftaufwand sowie einer guten Koordinationsfähigkeit – auch nicht zu unterschätzende Anforderungen an die Wahrnehmungsfunktionen des Patienten stellt. Bei Überforderung läßt sich eine Tonuserhöhung provozieren.
Wir machten inzwischen die Erfahrung, daß sich einige Standardmodelle nachträglich auf einen Einhand-Betrieb umstellen lassen.
Krankengymnasten und Ergotherapeuten beraten hier gerne.

Elektro-Rollstuhl

Die Frage nach der Verwendung eines Elektro-Rollstuhls wird sich zu einem späteren Zeitpunkt, etwa mit Abschluß der Remission, stellen. Voraussetzung hierzu sind gute Wahrnehmungsfunktionen, geistige Flexibilität, Realitätsbewußtsein, d.h., alle die Fähigkeiten, die ein sicheres Verkehrsverhalten gewährleisten.
Auch hier empfiehlt es sich, Fachtherapeuten zu Rate zu ziehen.

4.8.2 Schienen und Adaption

Die Versorgung mit Handlagerungs- oder Beinorthesen zur Festhaltung in Korrekturstellung gelten eher als ein letzter Ausweg und können zu einem Teufelkreis werden! Das unangenehme Einschnüren der Gliedmaßen an eine solche Schiene provoziert Abwehrbewegungen des Patienten. Durch den unkorrekten Sitz entstehen nun neue Druckstellen, diese bereiten dem Patienten Schmerzen/Schmerzreize und verstärken den Muskeltonus. In einem solchen Fall bringt eine Lagerungs- bzw. Korrekturschiene eher Schaden als Nutzen.
Entwickelt sich jedoch bei einem apallischen Patienten ein rigider Haltungstonus, so läßt sich die Versorgung mit einer Lagerungsschiene kaum vermeiden, wenn man schwersten Kontrakturbildungen langfristig entgegenwirken möchte. Besonders im Langzeitbereich, in dem kontinuierlich durchgeführte bewegungstherapeutische Aufgaben in der Regel nicht abgeleistet werden können, sind Lagerungsschienen erforderlich.
In enger Zusammenarbeit mit dem Orthopäden, den Krankengymnasten (Bobath-Therapeuten) sowie dem Orthopädiemechaniker versuchen wir, Lagerungsorthesen so auszurichten, daß eine möglichst große, gleichmä-

ßige Druckfläche entsteht, die besonders in Gelenknähe sehr gut abgepolstert wird. Das Schienenmaterial ist elastisch, leicht und atmungsaktiv.
Nach optimaler manueller Korrekturstellung der betroffenen Extremität gelangt der Patient über einen Gipsabdruck zu einer bestmöglich angepaßten Lagerungsorthese. Darüber hinaus erfolgt eine spastikhemmende Bewegungstherapie und Lagerung.
In einzelnen Fällen zeigten zirkulare **Gipsverbände** – jeweils nach operativ durchgeführten Gelenkskorrekturen – zunächst sehr gute Erfolge, jedoch über längere Zeit oft eine rezidive Entwicklung.

Beim Anlegen von Lagerungsorthesen sind nachfolgende Punkte zu berücksichtigen:

- Vor dem Anlegen der Schiene den Spasmus in der Extremität lösen
- Lagerungszeiten (vorgegeben) einhalten
- Extremität in der Schiene beobachten, bei Anschwellen oder Blaß-, auch Blauwerden der Hand/Finger/Füße die Schiene sofort entfernen und die Extremität hochlagern
- Evtl. Druckstellen mit dem Fettstift markieren, den Schienenhersteller benachrichtigen (Vorausgesetzt, daß die Schiene fachgerecht angelegt wurde)
- Beim Anlegen von Beinorthesen auf passende, gut sitzende Strümpfe achten
- Hinweise der Schienenhersteller oder/und Fachtherapeuten sorgfältig befolgen, evtl. nachfragen.

4.8.3 Orthopädische Schuhversorgung

Ähnliches gilt für die Versorgung mit **orthopädischem Schuhwerk.** Auch hier ist wieder eine gründliche Beratung durch den Orthopäden, die behandelnden Therapeuten sowie den Orthopädiemeister notwendig. Nicht in allen Fällen bringt ein orthopädischer Schuh die gewünschte Hilfe. Oft läßt sich z. B. ein Innenschuh korrekter anlegen, abgesehen vom kosmetischen Aspekt.

Beim Anziehen ist wieder folgendes zu beachten:

- Lösen der spastischen Aktivität
- Einhalten der vorgegebenen Lagerungszeit
- Füße vollständig in den Schuh einlegen, Zehen strecken
- Passende Strümpfe sind Voraussetzung für faltenfreies Lagern
- Besondere Hinweise, z. B. zur Art und Weise der Schnürung und Ähnliches einhalten
- Druckstellen markieren, Schienenhersteller bzw. Fachtherapeuten verständigen.

Literatur

Augustin, A.: **Beschäftigungstherapie bei Wahrnehmungsstörungen.**
(betr. Kinderbehandlung) Modernes Lernen, Bergen/Dumme 1980.

Caprez, G.: **Neuro-psychologische Therapien nach Hirnschädigungen.**
Rehabilitation und Prävention 17. Springer Verlag, Heidelberg 1984.

Feldkamp/Danielcik: **Behandlung der cerebralen Bewegungsstörung.**
(betr. Kinderbehandlung) 3. Aufl. Pflaum, München 1982.

Gerstenbrand, F.: **Das traumatische apallische Syndrom.**
Springer, Heidelberg 1967.

Miske-Flemming: **Wahrnehmungstraining.**
Modernes Lernen, Bergen/Dumme 1980.

Mummenthaler, M.: **Neurologie.** 6. Aufl.
Thieme, Stuttgart 1979.

Poeck, K.: **Neurologie.** 6. Aufl.
Springer, Heidelberg 1982.

Weiterführende Literatur

Bright, R.: **Musiktherapie in der Altenhilfe.**
Gustav Fischer, Stuttgart 1984.

Brown, J. W.: **Aphasie, Apraxie, Agnosie.**
Gustav Fischer, Stuttgart 1975.

Caprez, G.: **Neuro-psychologische Therapien nach Hirnschäden.**
Rehabilitation und Präventation 17. Springer, Heidelberg 1984.

Isermann, H.: **Neurologie und Neurologische Krankenpflege.**
Kohlhammer-Studienbücher, Stuttgart 1983.

Netolitzky, H., Janssen, P. L.: **Neurologie und Psychiatrie in Frage und Antwort.** Thieme, Stuttgart 1982.

Fremdwörterverzeichnis

A

Adaptationsfähigkeit	Abspreizen einer Extremität (Gliedmaße)
Adduktion	Heranführung
adduzieren	heranführen einer Extremität
Adaptationsfähigkeit	Anpassungsvermögen
affektiv	gefühlsbetont
Agonist	Muskel, der eine, dem Antagonisten entgegengesetzte Bewegung ausführt
Akustik	Wahrnehmen durch Hören
Antagonist	s. u. Agonist
apallisch	physiologische Trennung des Pallium (= Hirnstamm umhüllender Mantel der Hemisphären)
Apraxie/Praxie	fehlende Gebrauchsbewegung
Artikulation	Lautbildung
Aspiration	Ansaugen, Einatmen von Flüssigkeiten, fester Stoffe, z. B. in die Atemwege
assoziativ	komplex, gleichzeitig erfolgend
Assoziationsbahnen	setzen verschiedene Stellen der Hirnrinde miteinander in Verbindung
Asymmetrie	Ungleichseitigkeit
Ataxie	Bewegungsstörung mit mangelnder Bewegungsabstützung
Athetose	Bewegungsstörung mit mangelnder Bewegungsabstufung
Atonie	Fehlende Muskelspannung
auditiv(us)	zum Hörgang gehörend, zum Hören dienend
autonom	selbststeuernd

B

bilateral	beidseitig

C

CT	Computertomographie = röntgenbilddiagnostisches Verfahren

D

Dekubitus	Druckgeschwür, Wundliegen
Demenz	geistiger Zerfall
Desensibilisierung	schrittweise Herabsetzung, z. B. der Hautempfindlichkeit bei Hypersensibilität

Desk-Armlehne	abgestufte Armlehne am Rollstuhl, z. B. zum Unterfahren eines Tisches
Dezerebration	Enthirnung – Ausschaltung des Großhirns, z. B. durch Gefäßunterbindung
Diagnose	Erkennung, Feststellung einer Krankheit durch den Arzt
differenzieren	unterscheiden
Diskrepanz	Abweichung, Mißverhältnis
distal	körperfern
dominant	vorherrschend, überwiegend
dorsal	zum Rücken hin
Dysarthrie	Störung der Sprachartikulation
Dysfunktion	Funktionsstörung
Dysregulation	Regulationsstörung

E

Echolalie	Nachsprechen vorgesprochener oder gehörter Worte und Sätze ohne Rücksicht auf deren Inhalt, bzw. augenblickliche Situation
EEG	Elektroenzephalographie – Methode zur Registrierung von Hirnstromwellen
Elementarfunktion	Grundfähigkeit
Elevation	Erhebung des Armes, Fingerspitzen zeigen aus dem Stand zur Decke – dabei Heraufführen des Schulterblattes
endokrin	Drüsen mit innerer Sekretion, z. B. Hormonen
Extension	Streckung
extrapyramidales Bewegungssystem	außerhalb der Pyramidenbahnen, unserem Willen nicht unterworfen; wenn erlernt, dann automatisiert ablaufende Bewegung (radfahren, schreiben)

F

faszilitieren	anbahnen
Fixation	Befestigung
Flektion/flektieren	Beugung/beugen
fluktuierend	unruhig/schwankend
Formation reticularis	System zur Vermittlung lebenswichtiger, reflektorischer Erregungen, z. B. Steuerung vegetativer Funktionen, oder die Koordination von Reflexen zu Bewegungsabläufen
Fraktur	Knochenbruch

G

gustatorisch	die Geschmacksempfindung betreffend

H

Habilitation	Fähig-machen, Wiederbefähigen
Hemianopsie	Halbseitenblindheit, Hälfte des Gesichtsfeldes fehlt
Hemineglect	Vernachlässigung der entgegengesetzten Körper- oder Raumhälfte (oft vorübergehend)
Hemisphäre	Halbkugel, z. B. des Gehirns
homogenisieren	gleichartig machend
hypersensibel	Überempfindlichkeit, z. B. der Haut
Hypertonie	verstärkte Muskelspannung
Hypothalamus	Teil des Zwischenhirns reguliert wichtige Vorgänge im Organismus, z. B. Wärme, Wach-Schlafmechanismus, Atmung, Blutdruck, Fett- und Wasserstoffwechsel, Genitalfunktion, Schweißsekretion
Hypotonie	herabgesetzte Muskelspannung

I

Identifikation	Übernahme von Fremdvorstellungen
Impuls	Anregung
indizieren	anzeigen
inhibieren	hemmen
inkontinent	Unvermögen, Stuhlgang und/oder Harn willkürlich zurückzuhalten
Initialstadium	Anfangsstadium
integrierend	ineinandergreifend
Intensität	Energie, die durch Zeiteinheit durch eine Fläche hindurchtritt
intermodal	Leistungen, Funktionen, die zwischen den einzelnen Sinnesbereichen stattfinden (z. B. Hand + Auge)
interpretieren	erklären, deuten
Intervall	ruhige Zwischenzeit
Intoxikation	Vergiftungskrankheit
irreversibel	nicht umkehrbar, nicht rückgängig zu machen

K

Kachexie	Auszerrung, Kräfteverfall
Kinästhesie	Bewegungsempfinden
Klonus	Muskelkrampf und Zuckungen
Kompensation	zwei gegeneinander wirkende Kräfte ausgleichen, aufheben
Konsistenz	Festigkeit — Grad und Festigkeit eines Stoffes (zähflüssig, weich)
Kontinent	Fähigkeit den Abgang von Stuhl und Harn zu beeinflussen
Kontraindikation	Gegenanzeige, z. B. bestimmte Mittel oder Verfahren nicht anzuwenden

Kontraktion	Zusammenziehen von Muskeln
Kontraktur	dauernde Verkürzung eines Muskels, Gelenksteife
Konzentration	Sammlung, z. B. Fähigkeit der Ausrichtung und gesammelten Hinordnung auf eine Sache
Koordination	geordnete Bewegung, harmonisches Zusammenwirken der bei einer Bewegung tätigen Muskeln (gehen, laufen, springen usw.)
Körperimago	Vorstellung vom eigenen Körper (Körperbild)
Korrektur	Berichtigung
Kortex	Großhirnrinde
kortikal	die Großhirnrinde betreffend

L

Lagereflex	abhängig von der Kopfstellung im Raum, z. B. tonische Haltung von Hals- und Rumpfmuskulatur oder kompensatorische Augenbewegungen
Läsion	Schädigung, Verletzung
Luxation	Verrenkung, z. B. eines Gelenkes

M

manuell	mit der Hand
Medulla oblongata	verlängertes Mark, geht in Höhe des 1. Zervikalnerven ohne scharfe Grenze aus dem Rückenmark kopfwärts hervor
Mimik	Gesichtsausdruck
Mobilisation	Beweglichmachung, z. B. eines Gelenkes
modal-spezifisch	sinnesspezifisch, d. h. Leistungen der einzelnen Sinnesorgane (optische, akustische, taktile Wahrnehmung)
Motorik	die willkürlichen Bewegungsabläufe des Körpers

N

Nestelbewegungen	zielloses Zupfen an Kleidern, der Bettdecke, der Serviette, dem Tischtuch u. a.
Neuro-Psychologie	Lehre von der «höheren Hirnleistung» (Werkzeugdenken)
nonverbal	Ausdrucksverhalten ohne Einsatz von Sprache, z. B. Augenzwinkern, Lachen, herbeiwinken, Abwehrbewegung, streicheln u. a. (Gestik/Mimik)

O

olfaktorisch	Geruchsempfindung
Ophistotonus	tonische Spannung der Rückenmuskulatur mit Rückwärtsbewegung des Rumpfes, wobei auch der Kopf nach hinten geführt wird

optisch	durch Sehen wahrnehmend
oral	zum Mund gehörend, in/durch den Mund
Orientierung	nach einer Richtung ausrichetend, einstellend
Orthese	orthopädische Teilprothese
Osteoporose	Quantitative Verminderung des Knochengewebes

P

Parotitis	Entzündung der Ohrspeicheldrüse
Pathologie/	Lehre von den Krankheiten/
pathologisch	krankhaft
perioral	im Bereich des Mundes, d.h. hier um den Mund herum, Lippen
peripher	außerhalb des Zentrums gelegen, z.B. von Gehirn und Rückenmark
Perzeption	Wahrnehmung durch Sinnesorgane
perzeptiv	wahrnehmend
Phase	Abschnitt, Stufe
Physiologie	Lehre von den Lebensvorgängen (wachsen lassen, erzeugen, hervorbringen)
Plastizität	Formbarkeit eines Materials — Bildhaftigkeit — Anschaulichkeit
plazieren	korrekt auszuführende Bewegung
Pneumonie	Lungenentzündung
Postura Rollstuhl	Typenbezeichnung eines Rollstuhlsystems
Praxie	Ausführung einer erlernten Tätigkeit, gekoppelt mit bewußtem Denken und Planen
Prognose	Voraussage, z.B. bezogen auf den Krankheitsverlauf
progredient	fortschreitend
projizieren	darstellen, übertragen in einer Entwicklung
Pronation	drehen des Unterarmes nach innen (Handfläche zeigt nach unten)
Prophylaxe	Vorbeugen/Verhüten von Krankheiten, krankhaften Veränderungen
Propriozeption	Lagegefühl (bezogen auf die Stellung des Körpers im Raum)
Prothese	künstlicher Ersatz fehelnder Körperteile
provozieren	herausfordern, aufreizen, hervorrufen, z.B. bezogen auf die Spastizität
proximal	dem Körperzentrum oder einer gedachten Mittellinie näher gelegen als ein entsprechend anderer Teil
psychogen	seelisch bedingt; psychoreaktive Störung mit Krankheitswert
Psychosyndrom	umschriebene Hirnschädigung, die sich durch Störung des Grundantriebes, der Stimmungslage und weitere Einzelleistungen zeigt

Pyramidenbahn	Nervenbahn der Willkürmotorik

Q

Qualität	Eigenschaft, Wert
Quantität	Menge/Anzahl/Dauer

R

Reaktion	Rückantwort, Rückwirkung
reduzieren	verringern
reflektorisch	unwillkürlich
Reflex	automatische Reizwirkung
Rehabilitation	Wiedereingliederung in Familie, Beruf und Gesellschaft
Reintegration	Rückführung, Einfügung, z. B. in die Gesellschaft
Remission	Rückbildung von Krankheitserscheinungen
Reproduktion	Wiedergabe, Nachbildung
Resignation	sich dem Lauf der Dinge überlassend
Resistenz	ererbter, unspezifischer Schutz gegenüber Infektionen
Restitution	Wiedereinsetzung, Wiederherstellung
Rezeptiv	aufnehmen durch eine Empfangs- und Aufnahmeeinrichtung bestimmter Zellen für Reize wie: Kälte, Wärme, sehen, riechen, schmecken
(Rezeptoren)	
rigide	steif, starr

S

Schablone	nach der üblichen Form, vorgegebenes Muster
Sensibilität	Gefühlswahrnehmung
Sensorik	Wahrnehmung über die Rezeptoren der Sinnesorgane
seriale Leistung	Ursache und Wirkung begreifen (sog. Wenn-dann-Denken bei kleinen Kindern)
Skoliose	seitliche Verbiegung der Wirbelsäule mit Drehung der einzelnen Wirbelkörper und Versteifung
Sonde	hier: dünner Schlauch zur künstlichen Ernährung, auch Beatmung
Soor	Mundpilzerkrankung, oft hervorgerufen durch mangelnde Mundpflege
Spastik	Verkrampfung der Muskulatur
spastisch	krampfartig
Stagnation	Stillstand
stagnieren	stillstehen, nicht vorangehend, nicht fortschreitend
stereotyp	gleichförmig, wiederkehrend
stimulieren	anregen
Suizid	Selbsttötung

Supination	Drehung des Unterarmes/Hand nach außen, Handfläche zeigt nach oben
symmetrisch	auf beiden Seiten einer gedachten Mittelachse ein Spiegelbild ergebend
Symptomatik	Erscheinungsbild einer Krankheit
Syndrom	Symptomenkomplex (-bündel)

T

taktil	das Tasten, die Berührung, den Tastsinn betreffend
Therapierelevanz	bedeutend/wichtig für den Heilungsverlauf
thermische Reize	durch Wärme- oder Kältebehandlung ausgelöst
Tonus	Muskelspannung
Trachea	Luftröhre
Tracheakanüle	dünne Sonde, die nach Eröffnung der Luftwege im unteren Teil des Kehlkopfes die Verbindung nach außen aufrecht erhält und eine künstliche Beatmung ermöglicht
Trauma	Verletzung des Körpers durch Gewalteinwirkung

V

vegetativ	dem Willen nicht unterworfene Funktionsabläufe des Körpers
verbal	wörtlich; Kommunikation unter Einsatz des sprachlichen Ausdrucks
Vibration	zittern, schütteln
Vigilanz	Wachheitsgrad
visuell	sehen; das Sehen betreffend, für das Auge sichtbar
Visus	das Sehen, der Gesichtssinn
Vitalkapazität	Luftvolumendifferenz zwischen maximaler Einatmung und Ausatmung
Volarflexion	Beugung im Handgelenk, Handinnenfläche zeigt nach unten

W

Wahrnehmung	von Sinnesreiz zur Empfindung; Empfindung verbunden mit Erfahrung führt zur Wahrnehmung

Z

Zerebum	Gehirn
zerebal	das Gehirn betreffend, von dort ausgehend

Bezugsquellen für Hilfsmittel

Zuvor empfiehlt es sich, den vom Bundesverband der Ortskrankenkassen Bonn herausgegebenen Hilfsmittelkatalog anzufordern. Hier werden von den Spitzenverbänden der Krankenkassen Rechtsgrundlagen zur Versorgung mit Hilfsmitteln beschrieben; es handelt sich hierbei um sog. Regelleistungen, auf die ein Rechtsanspruch besteht.

Technische Hilfen für Behinderte gehören heute zum Angebot zahlreicher Orthopädie-Firmen sowie Herstellern von Spiel- und Werkmaterial und Kranken- und Rehabilitationshilfen. Erfahrene Fachkräfte der Stiftung Rehabilitation in Heidelberg, aber auch dem Querschnitts-Zentrum Wildungen, stellten eine Informationssammlung **«Technische Hilfen für Behinderte»** zusammen. Sie ist über den Verlag: «Stiftung Rehabilitation», Heidelberg bei Zahlung einer Schutzgebühr pro Heft zu beziehen.

Diese Reihe beinhaltet eine ausführliche Information über alle im Handel erhältlichen Hilfsmittel, deren Herstellerfirmen, einschl. einer Adressensammlung zu den Bereichen

Heft 1: Haushalt, Alltag
Mahlzeiten
Kleidung

Heft 2: Körperpflege

Heft 3: Kommunikation

Heft 4: Geh- und Mobilitätshilfen

Heft 5: Fahrgeräte/Rollstühle

Heft 6: Auto und Verkehr

HASI: Rehabilitationshilfen
Freienfelsstr. 20a und Pottensteinstr.
8000 **München** 60
Tel. 089/878041

Eibe-Produktions- und Vertriebs-GmbH
Industriestr. 1
8701 **Röttingen/Unterfr.**
Tel. 09338/231, 454 u.1003

Spastiker (Pezzi)-Bälle, Rollen, Matten, Rhythmikgeräte, große durchsichtige Gymnastikbälle mit bunten Kugeln, Sitzschaukel für Erwachsene, z. B. über folgende Firmen zu beziehen:

Lekis Spielwaren und Lernmittel
Zimmermannstr. 11
4000 **Düsseldorf** 11
Tel. 0211/352191

Spiel-, Lern- und Therapiematerial

Wehrfritz
Postfach 1107
August Grosch-Str. 30–38
8634 **Rodach** b. Coburg

Werkbedarf

Berthold **Widmaier**
Waldstr. 36
7307 **Aichwald-Aichschieß**

Diehl
Sirnauer Straße 7
7300 **Esslingen**

Schäfer (Peddigrohr)
Schongauerstr. 3
2800 **Bremen**

Carl **Jäger** (Ton)
Postfach 1246
5410 **Höhr-Grenzhausen**

Lagerungshilfen

Wibu-Zentrale
Postfach 701729
2000 **Hamburg** 70

Anmerkung

Besonders Eßhilfen lassen sich teilweise – ausgerichtet auf die jeweilige Behinderung des Patienten – selber adaptieren.

Griffverdickungen

mit Fimo-Masse (im Backofen getrocknet, liegt bes. bei ataktischen Patienten gut in der Hand)
Softball → einen abgewinkelten Löffel durch den Softball stecken

Rutschfeste Unterlage

hier eignen sich sehr gut «Weckglas»-Gummis

Lagerungshilfen, übergangsweise können ein

zusammengerolltes Badehandtuch
Teile aus einem alten Packbett
selbstgeschnittene Schaumstoffkeilblocks (z.B. aus einer alten Schaumstoffmatratze mit hartem Kern), eine gute Lagerung ermöglichen.

Sachwortverzeichnis

Arbeitsbücher für die patientenorientierte Therapie*

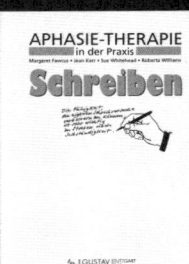

APHASIE-THERAPIE
in der Praxis
Margaret Fawcus • Jean Kerr • Sue Whitehead • Roberta Williams

Schreiben

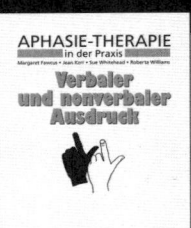

APHASIE-THERAPIE
in der Praxis
Margaret Fawcus • Jean Kerr • Sue Whitehead • Roberta Williams

Verbaler und nonverbaler Ausdruck

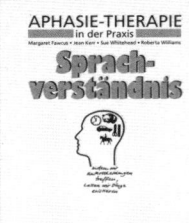

APHASIE-THERAPIE
in der Praxis
Margaret Fawcus • Jean Kerr • Sue Whitehead • Roberta Williams

Sprach-verständnis

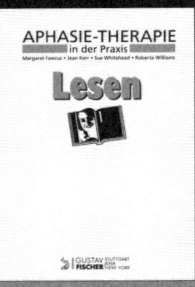

APHASIE-THERAPIE
in der Praxis
Margaret Fawcus • Jean Kerr • Sue Whitehead • Roberta Williams

Lesen

1996. 200 S., 100 Abb., Ringheftung DM 68,– ISBN 3-437-11606-1	1996. 203 S., 11 Abb., 28 Tab., Ringheftung DM 68,– ISBN 3-437-11598-7	1996. 173 S., 80 Abb., Ringheftung DM 68,– ISBN 3-437-11599-5	1996. 127 S., 100 Abb., Ringheftung DM 58,– ISBN 3-437-11621-5
Erstmalig werden sowohl theoretische Grundlagen der beim Schreiben ablaufenden Prozesse als auch ein abgestuftes, systematisches Therapiekonzept – vom Abschreiben bis zum eigenständigen Verfassen kurzer Texte – ausführlich und im Zusammenhang dargestellt.	Die hierarchisch geordneten Übungen reichen von alternativer und ersetzender Kommunikation über Ein-Wort-Sätze bis zur Ebene des Satzbaus. Auch die Frage der funktionalen Kommunikation und ihre Übertragung auf Situationen des täglichen Lebens wird behandelt.	Die Übungen dieses Buches sind realitätsnah und in unterschiedliche Schwierigkeitsbereiche strukturiert. Sie erleichtern sowohl das mündliche als auch das schriftliche Sprachverständnis. Damit dienen sie der größeren Bewußtwerdung einerseits und der Fähigkeit des Verstehens andererseits.	Die Therapiematerialien dieses Bandes sind hierarchisch geordnet: beginnend mit bildbaren Einzelwörtern über abstraktes Wortmaterial, Sätze, Kurztexte, bis zu komplexen Abschnitten für Patienten mit leichten Lesestörungen.

Irrtümer und Preisänderungen vorbehalten.

* Alle Materialien sind sowohl für den Einsatz in der Einzel- als auch in der Gruppentherapie bestens geeignet. Mit den Übungen werden zahlreiche wertvolle Anregungen für den therapeutischen Alltag vermittelt. Jeder Band stellt einleitend den aktuellen Stand der Forschung dar und schlägt Strategien zur Untersuchung, Behandlung und Therapiekontrolle vor.

Wissen, wo's langgeht.

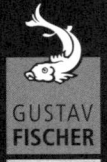

GUSTAV FISCHER